手技と細胞鑑別の完全攻略

実践的EUS-FNA アトラス

～細胞検査士と内視鏡医に贈る

廣岡保明 監修
稲山久美子 編集

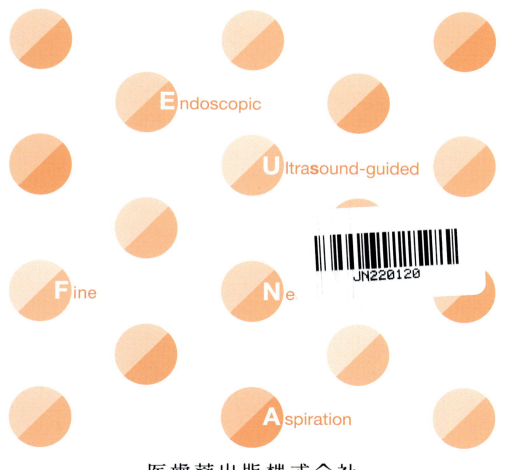

Endoscopic
Ultrasound-guided
Fine **N**eedle **A**spiration

医歯薬出版株式会社

執 筆 者 一 覧

【監　修】

廣岡　保明　　鳥取県立中央病院　外科

【編　集】

稲山　久美子　　元大阪赤十字病院　病理診断科

【執筆者（執筆順）】

中泉　明彦　　創価大学　看護学部

清水　道生　　博慈会記念総合病院　病理診断センター

永田　耕治　　埼玉医科大学国際医療センター　病理診断科

淺田　全範　　大阪赤十字病院　消化器内科

松本　和也　　医療法人入澤クリニック

稲山　久美子　　元大阪赤十字病院　病理診断科

大久保　文彦　　九州大学病院　病理診断科・病理部

内藤　善哉　　日本医科大学　大学院医学研究科　統御機構診断病理学

三橋　智子　　北海道大学病院　病理診断科

廣岡　保明　　鳥取県立中央病院　外科

序　文

　わが国における膵癌の罹患率・死亡率はともに増加しているが，症状が出た時にはすでに進行癌であることをしばしば経験する．それゆえ膵臓は沈黙の臓器ともいわれ，多くの臨床医や研究者が早期発見，早期診断のために日夜努力している．

　膵癌の診断には画像診断（CT，MRI，エコーなど）が必要不可欠であるが，術前の画像で膵癌を疑った病変が腫瘤形成性膵炎であった，という症例をまれに経験する．そのような症例はもちろん，その他すべての病変に対する治療方針の決定には，正確な画像診断と病理・細胞学的診断が必要であることはいうまでもない．

　現在，膵病変から組織や細胞診検体を採取する方法としては，ERCP 下の膵液採取や ENPD チューブ留置による膵液採取，近年増加してきた EUS-FNA による膵腫瘤の穿刺吸引などが行われている．それぞれ長所，短所があり，膵液細胞診は画像診断では明らかな腫瘍がみられないような早期の上皮内癌の検出や，粘液（囊胞）性腫瘍が適応とされ，EUS-FNA による穿刺吸引細胞診は画像診断で膵腫瘤が疑われた場合などで行われている．膵液細胞診に関しては，一時期下火になっていたが，近年の早期膵癌発見のための手段，IPMN の診断手段として，その有用性が再評価されている．

　一方，EUS-FNA は欧米を中心に普及してきたが，2010 年に保険適用となったことを受け，わが国においても普及し始め，膵癌診断の主流となりつつある．しかしながら，すべての施設で実施できるわけではなく，消化器内視鏡医の細胞診への理解，ROSE にみられるような細胞検査士の協力体制，検体処理法，細胞学的鑑別法などのように，解決すべき課題が数多く残っている．そのため，日本臨床細胞学会においても，学術集会のたびに，EUS-FNA に関するワークショップやパネルディスカッションが開催され，課題解決のための方策が議論されている．

　このような背景のなかで，EUS-FNA による細胞診断を試行錯誤している施設やこれから始めようとしている施設でも，先進的に行っている施設と同様の結果を出せるようになることを目的として，本書を企画した．そして，現在の課題を真正面から見据え，第一線で活躍している消化器内視鏡医，病理・細胞

診専門医，細胞検査士がそれぞれの専門分野での実践的な内容を詳細に記述した．また，正確な細胞診断を行うため，可能なかぎり多くの細胞像の写真を掲載した．とくに，内視鏡の操作，検体採取，検体処理，鑑別診断などにおけるちょっとしたコツや，病理・細胞診専門医や細胞検査士が知っておくべき事柄などは，正確な診断を得るために非常に有用な示唆を与えてくれることと思われる．また，EUS-FNA は膵癌診断にもっともよく利用されているが，それ以外の病変（胃粘膜下腫瘍など）に対する利用法にも言及した．

　本書によって，EUS-FNA による細胞診断の質の向上が底上げされ，どこの施設においても標準的な診断結果が得られるようになることを期待している．

　最後に，出版にあたり格別のご高配をいただいた医歯薬出版（株）の関係各位に深甚なる感謝を申し上げる次第である．

2019 年 9 月

廣岡保明

CONTENTS

手技と細胞鑑別の完全攻略
実践的 EUS-FNA アトラス
～細胞検査士と内視鏡医に贈る

序　文 ……………………………………………………………………………………………… iii

1章　EUS-FNA 総論

1. EUS-FNA の内視鏡的総論―内視鏡医の役割と責任― …………………… 中泉明彦 ● 1
　　1 … EUS-FNA の歴史 ……………………………………………………………………………… 1
　　2 … 膵癌診断における EUS-FNA と膵液細胞診の棲み分け ………………………………… 1
　　3 … 内視鏡医は診療の指揮者である …………………………………………………………… 2
　　4 … 専門的知識と内視鏡技術・技能とその運用能力の必要性 ……………………………… 3
　　5 … 高度な医療によるリスクの増大とその対策 ……………………………………………… 3
　　6 … 他者への理解とチームワークの向上 ……………………………………………………… 4
　　7 … 生涯学び続ける姿勢，研究活動と他者のオリジナリティの尊重 ……………………… 4

2. EUS-FNA の細胞病理学的総論―病理医・細胞診専門医の立場から― … 清水道生・永田耕治 ● 6
　　1 … 対象病変，穿刺針 …………………………………………………………………………… 7
　　2 … rapid on-site evaluation（ROSE） ……………………………………………………… 7
　　3 … 病理医・細胞診専門医，細胞検査士の役割と責任 ……………………………………… 8
　　4 … 細胞像，組織像を観察するうえでの注意点 ……………………………………………… 8
　　5 … 膵領域 EUS-FNAC・EUS-FNAB の報告様式とその細胞像・組織像 ……………… 10

2章　EUS の適応，穿刺において内視鏡医，臨床医が知っておくべき事項
松本和也・淺田全範 ● 13
　　1 … EUS-FNA の適応・禁忌 …………………………………………………………………… 13
　　2 … 検査の進め方 ………………………………………………………………………………… 14
　　　　1）検査前準備（前処置，鎮静，使用機器準備）………………………………………… 14
　　　　2）スコープ挿入 ……………………………………………………………………………… 15
　　　　3）EUS-FNA …………………………………………………………………………………… 15
　　　　4）検体確認 …………………………………………………………………………………… 17
　　3 … 使用機器 ……………………………………………………………………………………… 17
　　　　1）十二指腸鏡（コンベックス型内視鏡）………………………………………………… 17

v

2）穿刺針 ··· 19
3）採取サンプル確認装置 ·· 20

4 ··· **部位による穿刺の工夫** ··· 21
1）膵臓 ··· 21
2）消化管粘膜下腫瘍（SMT） ······························· 21
3）リンパ節 ·· 23
4）縦隔病変 ·· 24

5 ··· **病理検査室との連携** ··· 24
1）EUS-FNA の前に ··· 24
2）穿刺後の検体処理 ··· 24
3）rapid on-site evaluation（ROSE） ···················· 25
4）ROSE の後で ··· 26

3章 実践的 on-site と ROSE
稲山久美子・大久保文彦 ● 29

1 ··· on-site，ROSE とは ·· 29
2 ··· EUS-FNA 検査における正診率の向上のためのポイント ··· 29
3 ··· ROSE の目的と利点，問題点 ································· 30
1）ROSE にできること，求められていること ··········· 30
2）ROSE の現状，問題点 ·· 31
4 ··· ROSE のおもな流れ ··· 32
1）標本作製 ·· 33
2）迅速染色 ·· 36
3）ROSE の前に知っておくべき正常・良性細胞 ········ 38
4）迅速スクリーニングの手順，ポイントおよび判定方法 ··· 41
5）検査の終了，再穿刺，限界 ·································· 44
6）結果判定報告（臨床との連携） ···························· 46

4章 EUS-FNA 標本作製と実践的スクリーニング，判定方法
稲山久美子・大久保文彦 ● 47

1 ··· 組織診標本作製と細胞診標本作製 ························· 47
1）組織診標本作製 ·· 47
2）細胞診標本作製 ·· 48
3）標本作製のポイント ·· 48
2 ··· 実践的スクリーニング，判定方法 ························· 49

3 … 症例アトラス ……………………………………………………………… 54

膵臓穿刺…55

膵管癌　55／粘液を有する腫瘍　60／IPMN 由来の腫瘍　62／自己免疫性膵炎（AIP）63／過形成　66／腫瘤形成性膵炎　67／腫瘤形成性膵炎と PDAC 症例の鑑別ポイント　68／膵神経内分泌腫瘍　69／多発性内分泌腺腫（MEN）1　73／腺房細胞癌（ACC）74／腺・扁平上皮癌　76／solid-pseudopapillary neoplasm（SPN）79／パラガングリオーマ　80／退形成癌　82／腎癌（RCC）膵転移例　83／悪性リンパ腫　84

縦隔…85

縦隔リンパ節　85／サルコイドーシス　85／結核症　86／神経鞘腫　87／転移性腫瘍　88

腹腔内リンパ節…91

悪性リンパ腫　91

消化管粘膜下…93

GIST　93／神経鞘腫（シュワノーマ）96／平滑筋腫　97／異所性膵　98／グロームス腫瘍　100

肝臓腫瘍…101

後腹膜腫瘍…102

脂肪腫（lipoma）102

5章　EUS-FNA の診断において病理医・細胞診専門医が知っておくべき知識

清水道生・永田耕治 ● 105

1 … 膵臓病変の病理組織学的分類 ………………………………………………… 105
2 … 充実性病変（solid lesion）か囊胞性病変（cystic lesion）かの認識 ……… 106
3 … 細胞診の判定報告 …………………………………………………………… 107
4 … 浸潤性膵管癌の "いわゆる特殊型" および
mixed neuroendocrine―non-neuroendocrine neoplasm（MiNEN）… 107
5 … EUS-FNA における膵臓以外の病変に関して ……………………………… 108
6 … コンタミネーション（contamination） …………………………………… 109
7 … ピットフォールに陥りやすい症例 ………………………………………… 110

6章　免疫染色・疾患に準ずる抗体（疾患に関連する抗体）　内藤善哉 ● 113

1 … 検体の処理と免疫染色法の手技の実際（特に酵素抗体間接法）………… 113
　１）検体の処理 ………………………………………………………………… 113
　２）代表的な酵素抗体間接法 ………………………………………………… 114
　３）染色手技の注意点 ………………………………………………………… 114

2…EUS-FNA で対象となる疾患と抗体 ··· 115
　1）EUS-FNA で対象となる疾患 ··· 115
　2）膵管癌 ·· 115
　3）ACN ·· 115
　4）NENs と SPN ··· 118
　5）悪性リンパ腫 ··· 118
　6）GIST ··· 119
　7）混合腫瘍 ··· 119
　8）IPMN/PanIN，IPNB/BilIN，MCNs（mucinous cystic neoplasms）·········· 119

7章　臨床医に伝わる報告書の書き方
三橋智子● 121

1…EUS-FNA で採取された組織診の報告様式 ································· 121
　1）提出検体 ··· 121
　2）背景の記述 ·· 121
　3）組織検査申込書に記載されている標的病変の確認 ·············· 121
　4）標的組織採取量の確認 ·· 122
　5）記載 ··· 122
2…EUS-FNA で採取された細胞診の報告様式 ································· 122
　1）検体の適正・不適正 ·· 122
　2）判定区分 ··· 123
　3）所見（異型度など），ないしは推定診断名 ························· 123
3…細胞診報告書の例 ··· 123
　1）臨床的に NET もしくは SPN を疑う症例 ···························· 123
　2）臨床的に IPMN 由来癌もしくは併存癌を疑う症例 ··············· 124
4…病理診断報告書の例 ·· 124
　膵 IPMN 由来癌疑い ·· 124

今後の展望 ··· 廣岡保明● 125

索　引 ·· 127

viii

1章 EUS-FNA 総論
1. EUS-FNA の内視鏡的総論
―内視鏡医の役割と責任―

EUS-FNA の歴史を簡潔に述べ，筆者自身の 30 年余りの内視鏡医としての経験をもとに，内視鏡医の役割と責任について考えてみたい．

1 ····· EUS-FNA の歴史 （図 1）

軟性内視鏡は 1910 年代に，超音波診断装置は 1950 年代に開発された．内視鏡と超音波探触子（プローブ）を組み合わせた超音波内視鏡（endoscopic ultrasonography：EUS）が 1980 年代に登場し，消化管周辺臓器および消化管壁の詳細な超音波断層像を得ることが可能となった．走査方式により超音波内視鏡は，ラジアル型とコンベックス型 / リニア型の 2 種類に分けられるが，ラジアル型では穿刺経路の観察はできない．コンベックス型 / リニア型は，リアルタイムに穿刺経路の観察が可能であるため，消化管腔からの粘膜下腫瘍，膵臓や胆管，その周囲のリンパ節などに対する EUS 下穿刺吸引生検に用いられる．コンベックス型 / リニア型超音波内視鏡を使用して EUS-FNA が実際に施行されたのは 1990 年代に入ってからであり，ヒトへの臨床応用は，デンマークの Vilmann らが 1992 年に膵頭部の病変を穿刺し，細胞診にて囊胞腺腫と診断した報告が最初であった．1993 年には千葉大外科の原田らが胃粘膜下腫瘍の診断成績を報告している．その後，欧米を中心に EUS-FNA は急速に拡大，普及していったが，わが国では 2010 年の保険収載まで EUS-FNA の十分な普及はみられなかった．コンベックス型 EUS による描出・穿刺手技の標準化とその冊子作成を愛知県がんセンターの山雄健次らが行い，これが，EUS-FNA の普及をおおいに後押しした．同様に本書が，EUS-FNA の検体処理を含めた細胞診断の標準化に寄与することを願う．

2 ····· 膵癌診断における EUS-FNA と膵液細胞診の棲み分け （図 1）

1960 年代末に ERCP（endoscopic retrograde cholangiopancreatography，内視鏡的逆行性胆管膵管造影）が報告され，1970 年代に膵液細胞診が行われるようになったが，根治可能な膵癌が容易には検出できないため，膵液細胞診は 1980 年代には下火となっていた．この理由は，当時の画像診断で膵癌が疑われる腫瘍径の大きな症例に膵液細胞診を行っても，腫瘍の周囲は線維化し，膵外分泌機能も低下しており，

1

25 例を指導者の監督下で行うべきと示されている．DVD で動的イメージを習得し，実施施設で見学し，施行医や補助者の動きを学ぶことが有用である．EUS-FNA 専用機は，通常内視鏡に比べて先端硬性部が硬く長いので，下咽頭や十二指腸下行脚への愛護的挿入が重要である．

6 …… 他者への理解とチームワークの向上

　内視鏡検査を介助する看護師や内視鏡技師との良好な人間関係を築くことで，スムーズな連係により，安全・確実な内視鏡診療を行うことができる．これは，患者の安全を守るためにも不可欠なことである．良好な人間関係構築には，豊かな人間性が要求される．さらに，内視鏡医が，細胞診の有用性と限界を理解し，臨床検査技師，細胞検査士，病理医と良好な関係を保つことが重要であり，それにより正確な診断へ近づくことができる．

　On-site cytology（ベッドサイド細胞診）には，迅速評価（rapid on-site evaluation: ROSE）を行うことで，穿刺回数・検査回数の減少，十分な細胞量の採取による不適正標本の減少，内視鏡医の細胞採取技術の向上などによる診断成績の向上の利点がある．しかし，病理側にとっては，業務の増加，迅速標本判定におけるストレス，感染対策などの課題もあり，実施するには内視鏡医と病理側との良好な関係が不可欠である．病理側が，採取した標本中に診断に値する細胞が採取されているか，追加採取が必要かを判定し，内視鏡医に口頭で報告し，可能な範囲で良悪の判定や質的診断も仮報告することで，内視鏡医は超音波画像と病理組織診断の関係，適切な穿刺部位についての知識を獲得することができ，穿刺技術が向上する．臨床医が最終責任を担うことで，細胞検査士も安心して判定を下すことができる．充実したチーム医療は，患者，医療者（臨床検査技師，細胞検査士，病理医，看護師）のコラボレーションがあってはじめてなしとげられる．ときには，内視鏡・処置具などの医療機器の会社社員との協働も必要になる．

7 …… 生涯学び続ける姿勢，研究活動と他者のオリジナリティの尊重

　臨床研究に関して，大阪大学医学部の源流ともいえる適塾を開いた緒方洪庵が座右の銘とした「扶氏医戒之略」のなかに，「毎日，夜は昼間に診た病態について考察し，詳細に記録することを日課とすべきである」との記載がある．扶氏とは，ベルリン大学教授フーフェランドのことで，同氏の 50 年にわたる経験の集大成を，洪庵が要約した．臨床記録をまとめることで，自己の臨床能力を高めることができ，これを公表することで広く患者の利益となる．

　筆者は，小膵癌ほど膵液細胞診の診断成績が良好であることをはじめて示した．このことが画像で膵癌を疑い膵液細胞診を行うという考えから，画像では膵癌を疑えない症例に膵液細胞診を行うという発想の転換につながった．また，筆者は膵液細胞診で複数の上皮内膵癌を膵嚢胞群から検出し，1995 年頃までに発表した．このような

先行研究に言及して，その課題をどのように理解しているかを示し，問題意識を明確に伝えることが研究者としての誠実な態度である．

論文の質と雑誌の質は異なり，良質で重要な論文はどんな雑誌に掲載されても良質で重要な論文であり，質の劣る論文はどんなに IF(impact factor) の高い雑誌に掲載されても質の劣る論文である．最終的には，論文の良悪は歴史が証明することであろう．

若い人には，常識にとらわれない柔軟な智慧があるので，内視鏡学の新たな発展に寄与できる．標準化に慣れてしまった人間が，標準化されない差異に向き合おうとすると，自身の既成の価値観やアイデンティティを強く揺さぶられるといわれている．そのような時こそ新たな発見の好機である．緒方洪庵は塾生たちに「適塾は，その名のように己が何に適しているかという潜在能力を見出して磨く場である」といい，多彩な人材を幕末維新期に輩出したが，ぜひ，内視鏡医としての自分に適した潜在能力，自分力を発見してほしい．

◆参 考 文 献

1) 消化器内視鏡ハンドブック（日本消化器内視鏡学会監修）．改訂第2版，日本メディカルセンター，2017.
2) 細胞診ガイドライン（公益社団法人日本臨床細胞学会編）．2015年版，金原出版，2015.
3) 中泉明彦：膵癌早期診断における細胞診の意義．京府医大誌，121：417〜425，2012.

1章 EUS-FNA 総論
2. EUS-FNA の細胞病理学的総論
―病理医・細胞診専門医の立場から―

　超音波内視鏡下穿刺吸引（endoscopic ultrasound-guided fine needle aspiration：EUS-FNA）とは，胃や十二指腸などの消化管から超音波内視鏡で粘膜下や壁外の病変，あるいは胸腹部や骨盤内の腫瘤を観察し，消化管内から針を刺して細胞を採取する方法である．通常は，単に EUS-FNA の名称で使用されることが多いが，正確には EUS-FNAB（endoscopic ultrasound-guided fine needle aspiration biopsy，超音波内視鏡下穿刺吸引生検）と EUS-FNAC（endoscopic ultrasound-guided fine needle aspiration cytology，超音波内視鏡下穿刺吸引細胞診）の2つがある[1]．

　穿刺吸引された組織は，スタイレットから無菌シャーレに出され，肉眼的に確認できた組織片から EUS-FNAC の標本（パパニコロウ染色，Papanicolaou stain，**図1**）と，EUS-FNAB の標本（ヘマトキシリン・エオシン染色，hematoxylin and eosin stain，**図2**）が作製される．両者の標本作製時における検体処理に関しては施設により若干異なるようであるが（詳細は3章，4章を参照），いずれにしろわが国では，ほとんどの施設で EUS-FNAC と EUS-FNAB の両者の標本作製を行っているものと思われる．

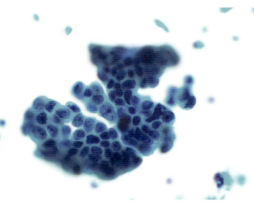

図1　EUS-FNAC（腺癌症例）
核の大小不同を示す細胞集塊が認められる．
Pap. 染色，対物×100.

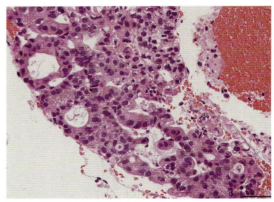

図2　EUS-FNAB（腺癌症例）
一部に腺腔を形成する異型細胞が認められる．
HE 染色，対物×40.

章　EUS-FNA 総論 2. EUS-FNA の細胞病理学的総論 −病理医・細胞診専門医の立場から−

1 … 対象病変，穿刺針

EUS-FNA の対象病変としては，消化管粘膜下腫瘍，膵腫瘤性病変，腹腔内腫大リンパ節，肝腫瘍，骨盤内腫瘤のみならず，最近では縦隔・肺疾患，血液疾患などもあげられる．特に，膵疾患での適応としては，①超音波検査，CT，MRI などの画像のみでは良悪性の鑑別困難な腫瘤性病変の診断，②癌の進展度診断（リンパ節転移など），③化学・放射線療法前の癌の組織学的根拠（確定診断）があげられる．なお，わが国では，悪性の膵嚢胞性腫瘍に対して EUS-FNA が行われ，その後腹膜播種をきたした症例が報告されて以来，膵嚢胞性腫瘍に対して EUS-FNA は積極的に行われていないのが現状である．これに対して欧米では，EUS-FNA を施行しても術後の再発や生存期間に影響がみられないことが報告されていることなどから，膵嚢胞性腫瘍に対しても EUS-FNA が行われている[2]．いずれにしろ，EUS-FNA を進めていくにあたっては，臨床医，病理医，細胞検査士の相互の理解と協力が必須であり，それが正診率の向上に大きく影響してくる．

穿刺針の太さ（直径）は 19G，20G，22G，25G のものが使用されるが，このうち 22G 針が使用されることが多いようである．症例によっては 19G や 25G が使用されることもある．一般論で考えると，穿刺針の径が太くなればなるほど検体量も増え，その分診断のための情報量も増えるように思われるが，穿刺針の径と診断精度の関係については必ずしも意見の一致をみているわけではない．その理由の一つとして，穿刺針の径が太くなると，内視鏡の操作性が悪くなり，穿刺の精度が低下するといったことがあげうれる．また，穿刺針が太いと出血などの合併症を招く可能性も高くなるように思われる．しかしながら，文献的には，穿刺針はいずれの太さであっても診断能に差はみられず，また，偶発症の頻度にも差がみられないとの報告がある[3]．ただし，検体量が少ない場合には，細胞検査士や病理医の経験，熟練度にある程度左右される可能性は否定できない．そういった症例では，決して少数個の細胞所見を過大評価してはならない．必ず，細胞検査士，病理医，臨床医が密に連絡を取り合い，画像所見や検査データを十分加味したうえで，最終的な判断を下すべきである．そのためには，日頃から臨床と病理の円滑なコミュニケーションを心がけておくことが大切で，その意味からも定期的に細胞検査士，病理医，臨床医が参加する膵疾患カンファレンスを開催することが推奨される．

2 … rapid on-site evaluation（ROSE）

大学病院などのある程度人材が豊富な施設では，EUS-FNA 施行時に rapid on-site evaluation（ROSE），すなわち迅速評価が行われ，それなりの効果をあげている．ROSE はオンサイト細胞診，ベッドサイド細胞診，出張細胞診などとも呼称される．ROSE の主たる目的は，検査時に細胞検査士，病理医が同席し，採取された標本に対して迅速染色を行い，診断に値する細胞が採取されているのか，あるいは追加採取が必要なのかを迅速に判定し，その結果をその場で臨床医に口頭で伝えることである．

2章 EUS の適応，穿刺において内視鏡医，臨床医が知っておくべき事項

1 ⋯⋯ EUS-FNA の適応・禁忌

EUS-FNA の基本的な適応は，病変から細胞を採取することで治療方針を決定しうるすべての疾患が対象となる．具体的には，①化学療法や化学放射線療法を選択する際に癌の組織学的根拠が必要である場合，②良悪性の鑑別診断（手術・非手術の選択，術式の選択，良悪性鑑別困難な疾患に対し経過観察可能か否かの判断），③悪性腫瘍に対する正確な進展度診断（リンパ節転移や少量の腹水）などである．当初は膵病変，リンパ節，粘膜下腫瘍が対象となっていたが，最近では胆道疾患，肺腫瘍，頭頸部腫瘍，通常の内視鏡による内視鏡下生検で診断が得られない消化管病変なども適応となっている．対象病変の大きさは，過去には 10 mm 以下の病変は検体採取が困難とされていたが，穿刺針の視認性，穿刺性能，検体採取能の向上により，最近では 5 mm 程度の病変でも免疫染色に耐えうる程度の検体を採取できるようになっている[1]．

EUS-FNA の偶発症としては，出血，播種，膵炎，膿瘍形成などがあげられる（膵疾患においては 0.82 ％といわれている）．また，EUS-FNA を行う前段階でスコープ挿入に伴う消化管穿孔も一定の頻度で発症している．これは，おもに十二指腸下行部への挿入時に認められ，回避のために消化管管腔を確認しながら挿入することが望ましい．

EUS-FNA の禁忌は，①出血傾向がみられる場合，② EUS で病変が明瞭に描出できない場合，③ EUS-FNA により強く偶発症発症が危惧される場合である（表 1）．EUS-FNA による播種に関しては，当初は浸潤性膵管癌のような充実性腫瘍でも播種のリスクがあるとされていたが，その可能性はあるが生存率に影響を与えないことや[2]，膵充実性腫瘍では浸潤性膵管癌の頻度は 80％ 未満であることなどにより[3]，治療方針決定前に病理学的エビデンスを取得することが望ましい．膵管内乳頭粘液性腫瘍（IPMN：intraductal papillary-mucinous neoplasm）や膵粘液性嚢胞性腫瘍（MCN：mucinous cystic neoplasm）などの膵嚢胞性病変に対する EUS-FNA の適応は世界各国で大きく異なる[4]．膵嚢胞性病変に対する EUS-FNA の有用性に関する報告としては，EUS-FNA と細胞診の診断に十分な経験を積んだ施設においては，得られた細胞の解析は特に "worrisome features" のない比較的小さな BD-IPMN 例について診断的価値を生むという報告や，粘液性嚢胞液中の細胞の high-grade epithelial atypia または high-grade dysplasia を診断する感度が 72％ で陽性的中率が 80％，比

表1 EUS-FNA の禁忌（絶対的禁忌）

出血傾向がみられる場合
EUS にて病変が明瞭に描出できない場合
EUS-FNA により強く偶発症発症が危惧される場合
・穿刺ライン上に血管の介在が明らかな場合
・呼吸性移動が大きく，穿刺中に穿刺針による臓器損傷が危惧される場合
・検査に対して非協力的な患者

（北野雅之,伊佐山浩通,山雄健次：消化器内視鏡ハンドブック改訂第2版.
日本メディカルセンター，2017 より）

較的小さな BD-IPMN 例で "worrisome features" より 30% も多くの癌を示唆したなどの報告がある[4]．わが国では，穿刺により嚢胞液が漏出し腹膜播種をきたしたり，穿刺経路の胃壁に癌の浸潤を生じたりすることを懸念して，"high-risk stigmata" や "worrisome features" を有する粘液性と思われる嚢胞に対して EUS-FNA を行わないことを推奨しているが[4]，海外では，IPMN 症例に対し実施した術前の EUS-FNA が播種の増加にはつながらなかったとの報告がある[5]．以上より，現時点では膵嚢胞性病変に対する EUS-FNA による細胞学的解析は臨床研究の域をこえないため，経験を積んだ施設でのみ行われるべきであり，本法の普及には，診断能および安全性に関するデータの蓄積が必要である[4]．

2 ⋯⋯ **検査の進め方**

1）検査前準備（前処置，鎮静，使用機器準備）

（1）人員

EUS-FNA 担当医に加え，エコー操作医，患者バイタルチェック，鎮静剤投与，穿刺針準備などのスタッフ 2 ～ 3 名を確保する．

（2）検査機器

超音波内視鏡，穿刺針，吸引シリンジ，検体採取用シャーレ，ホルマリン瓶などを確認する．

（3）前処置

通常内視鏡検査と異なり，消化管内有泡性粘液除去剤（ジメチコン），鎮痙剤（ブチルスコポラミン，グルカゴン）は原則使用せず，胃内の粘液・泡や蠕動により挿入困難な際に適宜追加使用する．咽頭麻酔は，当院ではリドカイン塩酸塩ビスカス 2% 5 mL を 1 ～ 5 分間口に含んだ後，麻酔効果を高めるために，可能であれば内服してもらっている．

（4）体位

前処置中は，仰臥位で咽頭麻酔，モニタ装着，酸素吸入などを準備し，検査開始時に左側臥位に体位変換する．

（5）鎮静・鎮痛

当院では，鎮痛剤として拮抗性鎮痛薬（ペンタゾシン），鎮静剤として催眠性鎮静

2章 EUSの適応，穿刺において内視鏡医，臨床医が知っておくべき事項

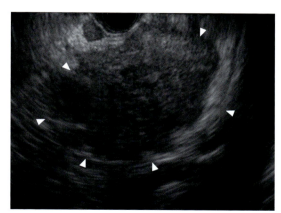

図1 EUS-FNA前の病変描出

薬（ミダゾラムもしくはデクスメデトミジン塩酸塩）を使用している．ペンタゾシンは検査15分程度前に7.5 mgを筋肉注射し，適宜検査中に7.5 mgを静脈注射で追加する．鎮静剤はミダゾラムを第一選択とし，0.05 mg/kgを静脈注射し，適宜検査中に1 mgを静脈注射で追加する．デクスメデトミジン塩酸塩は，①ミダゾラムによる鎮静下検査歴があり，その際に鎮静不十分であった症例，②検査時間が長時間になると予想される場合，③常習飲酒家，ベンゾジアゼピン系薬剤を常用しているため鎮静不十分が予想される場合に選択する．添付文書に沿った標準量で導入すると，高度な徐脈をきたすことが多いため，10分間の初期投与量（3 μg/kg/hr），維持量も0.2〜0.3 μg/kg/hrで標準量より少量で投与開始している．副作用として，ペンタゾシンは呼吸抑制・血圧上昇，心拍数上昇，ミダゾラムは呼吸異常，デクスメデトミジン塩酸塩は血圧低下，徐脈，冠動脈攣縮などが発現するため注意が必要である．

2）スコープ挿入

体位は左側臥位で行う．通常の内視鏡ほど容易ではないが，なるべく口腔内〜消化管管腔を観察しながら挿入する．患者の体動を認めた際，左梨状窩，胃内走査などスコープを"押す"動作時は鎮痛剤，その他の場合は鎮静剤を追加することが，経験上有効である．

3）EUS-FNA

①目的とする病変を描出する．この際，穿刺対象を可能なかぎり超音波プローブに近づけ，内視鏡画像上の3〜6時方向に病変を描出する（図1）．

②穿刺ルートに血管，主膵管などが介在しないことを確認する．血管に関してはカラードプラを用いるとよい（図2a）．

③適切なシース長を決定する．シースストッパを目的のシース長となる位置にスライドし，ネジを回して固定する．シースの遠位端は内視鏡像下で確認できる位置にする．

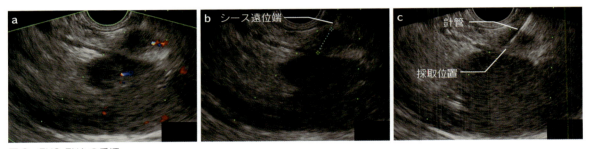

図2 EUS-FNA の手順

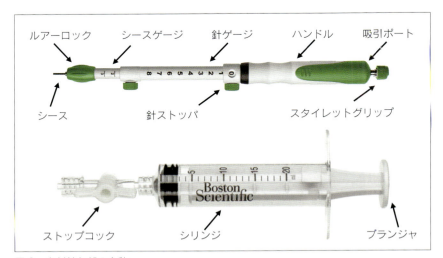

図3 穿刺針各部の名称

④内視鏡の起上装置を上げた状態にする．

⑤シースを内視鏡鉗子口にゆっくりと挿入し，シース先端が管路末端に到達することによる抵抗を認めた時点で起上装置を下げる．これは，シースによる消化管損傷を避けるためである．その後，ルアーロックを内視鏡鉗子口に接続し，回し入れて固定する．シース長を調整する必要がある場合には，シースストッパのネジを緩め，適切な位置にスライドし，ネジを回して固定する．

⑥超音波画像でシース遠位端から採取位置までの距離を確認する（図2b）．針ストッパのネジを緩め，針ストッパを適切な針管長になる位置にスライドし，ネジを回して固定する．

⑦超音波画像で確認しながらハンドルをゆっくりと押し込み，針管を目的位置まで突出させる（図2c）．針管長を調整する必要がある場合には，針ストッパのネジを緩め，適切な位置にスライドし，ネジを回して固定する．

⑧ハンドルの吸引ポートからスタイレットを引き抜く．

⑨ストップコックをシリンジと垂直となるように「閉」の位置に回す．シリンジのプランジャを目的の目盛りまで引く．プランジャを回して外筒の固定ピンで固定する．

⑩シリンジを，吸引生検針のハンドルにある吸引ポートに回し入れて接続する．

⑪ストップコックをシリンジと平行になるように「開」の位置に回し，吸引を行う．

⑫超音波画像で針管位置を確認しながら，病変内で針管を 10 ～ 20 回前後させ吸引する．

⑬ハンドルを止まるまで引き，針管をシースの中に完全に収める．

⑭内視鏡の起上装置を下げる．

⑮ルアーロックを回し，本品を内視鏡からゆっくりと抜去する．

⑯針ストッパのネジを緩め，ハンドルを押し込み，シースから針管を突出させる．

⑰吸引ポートからストップコックとシリンジを取り外す．

⑱スタイレットを挿入し，吸引採取した組織を針管から押し出す．

⑲スタイレットを抜去し，生理食塩液で針管をフラッシュし，それに含まれる検体も回収する．

⑳同一部位で続けて組織の採取を行う場合は，拭いたスタイレットを針管に再挿入する．針管に破損がないかを確認した後，上記手順を繰り返す．

穿刺針の各部の名称を**図 3** に示す．

4）検体確認

迅速細胞診を導入している施設では，病理学的エビデンスが得られていることを確認の後，検査終了とする．迅速細胞診未導入の施設では，採取サンプル中に"白い部分"（**図 7** 参照）が存在することを確認し，検査を終了する．"白い部分"が確認できない場合は，膵腫瘍は 7 回以上，リンパ節病変は 5 回，粘膜下腫瘍は 7 回穿刺を行うことで感度が 70 ～ 90％に向上することが報告されているが[7]，採取サンプル確認装置を用いることで平均穿刺回数を 2.4 回に軽減したうえに，感度は 97.7％に向上するという報告もあり[8]，デバイスを用いることにより，可能なかぎり穿刺回数を減らすことも肝要である．

3 ····· 使用機器

本項では，十二指腸鏡，穿刺針，採取サンプル確認装置などの，内視鏡医が用いる機器について概説する．固定液，染色セットおよび細胞保存液などの検体処理に関する資材に関しては他項に譲る．

1）十二指腸鏡（コンベックス型内視鏡）

超音波内視鏡検査（endoscopic ultrasonography：EUS）に用いるスコープは，走査法によりラジアル式とコンベックス式に大別される．ラジアル式は観察を目的に用いられるが，コンベックス式は観察のみならず EUS-FNA，癌性疼痛に対する超音波内視鏡ガイド下腹腔神経叢ブロック，超音波内視鏡ガイド下瘻孔形成術などの EUS ガイド下治療にも用いられる．

コンベックス型 EUS は，先端部と軟性部に分けられ，先端部にトランスデューサー，CCD 対物レンズ，ライトガイド，送気・送水ノズル，鉗子出口・吸引口・鉗子起上

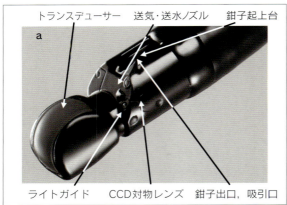

図4 コンベックス型EUS[9]（富士フイルム社製）
a：先端部の名称，b：視野方向，走査角度，視野角．

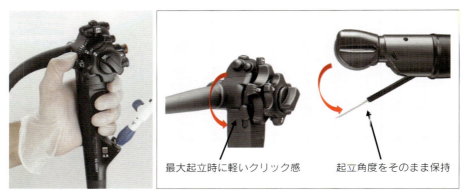

図5 起立アシスト機構[9]（富士フイルム社製）

台などを有する（**図4a**）．視野方向・操作角度に関する各名称を解説する（**図4b**）．コンベックス型EUSには前方斜視型と直視型があり，内視鏡機能としては，視野方向が浅く，視野角が広いほど通常の内視鏡画像に近づくため，消化管内の操作は容易となる．また，超音波機能は周波数が高いと観察深度は浅くなるが，精密な画像が得られ，走査角度が広いほどより広範な観察が可能となる．また，FUJIFILM社製コンベックス型EUSは，起立アシスト機構を装備している．これは，起立台最大角度時に起立角度をそのまま保持する機構で，これにより手技中の親指への負担を軽減し，処置中に必要となる繊細な内視鏡操作と安定した穿刺軌道をサポートする（**図5**）．**表2**に現時点における各社の使用比較表を提示する．

　コンベックス型EUSは，胆膵領域疾患を胃・十二指腸などの消化管を介して近傍で観察するため，US，CT，MRIなどでは描出困難な病変を描出できることがめずらしくない．しかし，主膵管・胆管近傍の病変を同定することは比較的容易であるが，これらから離れた臓器周辺や胆囊全体を網羅的に観察することには，相当な手技の熟練を要する．したがって，胆膵領域疾患診療においては従来通りUS，CT，MRIにて臓器全体の様子を把握し，そのうえでEUSに移行することが望ましい[9]．

表2 コンベックス型EUS比較表[9]

		FUJIFILM	OLYMPUS		HOYA
	製品名	EG-580UT	GF-UCT260	TGF-UC260J	EG-3870UTK
内視鏡機能	視野方向 [°]	40	55	直視	45
	視野角 [°]	140	100	120	120
	観察深度 *[mm]	3〜100	3〜100	3〜100	5〜100
	挿入部先端部外径 [mm]	13.9	14.6	14.6	14.3
	軟性部外径 [mm]	12.4	12.6	12.6	12.8
	有効長 [mm]	1,250	1,250	1,245	1,250
	全長 [mm]	1,550	1,555	1,560	1,560
	鉗子管路径 [mm]	3.8	3.7	3.7	3.8
	湾曲角 U/D/L/R[°]	150/150/120/120	130/90/90/90	180/90/90/90	130/130/120/120
超音波機能	周波数 [MHz]	5, 7.5, 10, 12	5, 6, 7.5, 10, 12	5, 6, 7.5, 10, 12	5〜10
	走査角度 [°]	150	180	90	120
穿刺機能	起立アシスト機構	あり	なし	なし	なし
接続装置		SU-1	EU-ME2	EU-ME2	Preirus

* 観察深度：モニタ上でピントが合ってみえる撮影レンズと観察対象との距離．

表3 わが国におけるEUS-FNA穿刺針一覧

発売年	穿刺針
2000	EchoTipUrtra（Cook）
2001	NA-11J-KB（OLYMPUS）
2003	EZ Shct（OLYMPUS）
2004	Quick-Core（Cook）
2011	Expect（Boston）
2011	EZ Shot 2（OLYMPUS）
2012	EchoTipProcore（Cook）
2012	Sono Tip Pro Control（Medi-Globe）
2012	Expect 19G Flex Needle（Boston）
2013	EUSソノプシーCY（八光）
2016	EZ Shot 3 Plus（OLYMPUS）
2016	EchoTipProcore20G（Cook）
2016	Acquire（Boston）

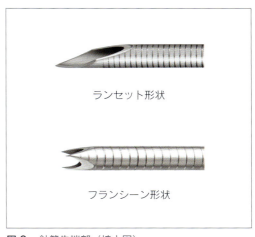

図6 針管先端部（拡大図）

2）穿刺針

　EUS-FNAにおける穿刺針は，1991年に原田らの基礎的研究に端を発し[10]，わが国では2000年に発売開始された（**表3**）．穿刺針径には19，20，22，25Gがあり，一般的にゲージ数が小さいと穿刺性能に劣るが検体採取量に優れ，ゲージ数が大きいと穿刺性能に優れるが検体採取量に劣る．そのため，過去には穿刺針が管路を通過困難な経十二指腸穿刺や，穿刺困難なために検体取得困難症例では細径の穿刺針，粘膜

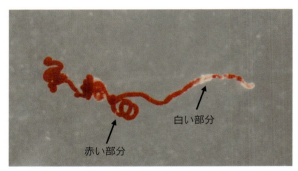

図7 採取サンプル

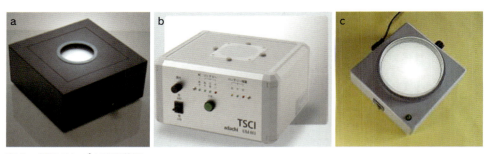

図8 採取サンプル確認装置
a：BIO EVALUATOR(村角工業社製). b：TSCI(アダチ社製). c：LEDビュアーV1(宮島医学機器社製).

下腫瘍,自己免疫性膵炎などの免疫染色を必要とする際には太径の穿刺針を選択することが一般的であったが,最近では針先端の形状およびシースの材質を改良することで22G針ですべての状況に対応できるようになった.そのなかでも,初学者は穿刺性能の高いランセット形状を,熟練者は検体採取能の高いフランシーン形状を選択する傾向にある(図6).

3) 採取サンプル確認装置

　EUS-FNAにて採取したサンプル中に病理学的エビデンスが含まれているか否かを目視で判断することは困難であるため,迅速細胞診を実施することが推奨されている.しかし,病理医・細胞検査士不足のため多くの施設では迅速細胞診を導入できていないことが課題である.

　経験的に,サンプル中に"白い部分"が含まれていると病理学的エビデンスが得られている可能性が高いとされており,迅速細胞診が未導入の施設では,サンプル中に"白い部分"が含まれていることを手技終了の判断根拠としている施設もある(図7).しかし,得られたサンプルに"白い部分"が見当たらないことも少なからずあり,"赤い部分"にも病理学的エビデンスが含まれていることもあるため[11],最近では"赤い部分"に病理学的エビデンスが含まれているか否かを見極めるデバイスを用いて(図8)[8],手技終了タイミングを見極めている施設もある.

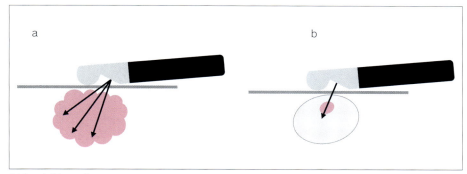

図9 穿刺の工夫
a：fanning technique．病変内で穿刺針の角度を少しずつ変えながらストロークし，腫瘍の中心部だけでなく，病変内の複数の部位から検体を採取する．
b：小さい膵腫瘍では，病変を貫通するように穿刺して，十分にストロークする．

4 部位による穿刺の工夫

1）膵臓

　膵癌では，穿刺針は病変の部位にかかわらず，基本的には針の先端が鋭利なランセット形状の EZ Shot 3 Plus 22 G（オリンパス社）や Expect 22 G（ボストン・サイエンティフィック社）を用いている．ただし，神経内分泌腫瘍（NET）や自己免疫性膵炎などでは，組織診において特殊染色が必要であることから，より多くの組織検体の採取を期待して，先端の3本の爪と3面のカッティングフェイスをもつフランシーン形状の Acquire 22 G（ボストン・サイエンティフィック社）を用いることが多い．操作性と穿刺性能は，ランセット形状の 22 G と 25 G の比較では 25 G のほうが優れており，従来は long position での十二指腸球部からの膵頭部病変の穿刺や，線維化が強く硬い腫瘍では 25 G を選択してきたが，最近の穿刺針は 22 G でも穿刺性能が向上しており，25 G を選択する機会が減ってきている．

　膵腫瘍に対しては，EUS での最大割面を描出し，できるだけ長いストロークで穿刺するように努める．10〜20 mL 吸引下にストローク回数は 20〜30 回，いわゆる fanning technique[12] を用いて可能なかぎりまんべんなく腫瘍のさまざまな部位から検体を採取するようにするが，腫瘍中心部の穿刺で壊死が多い場合は，中心部を避けて辺縁部を穿刺する（図9a）．数 mm 大の小さい腫瘍では，穿刺性能に優れた 25 G の穿刺針を選択するが，腫瘍内で穿刺針を動かすだけでは十分なストローク長がとれないことがある．穿刺ライン上の腫瘍の遠位側に十分な厚みの正常膵実質があれば，腫瘍を貫くように穿刺することで，十分な距離をストロークすることができる（図9b）．ただしこの場合は，採取した検体に正常膵組織が混入する可能性があることを，病理医や細胞検査士に伝えておくべきである．

2）消化管粘膜下腫瘍（SMT）

　GIST を含む消化管間葉系腫瘍の病理診断には免疫染色が不可欠となるため，十

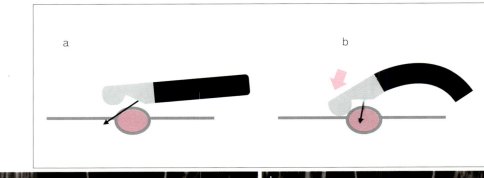

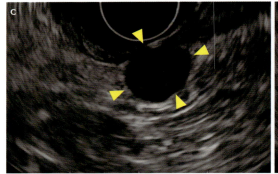
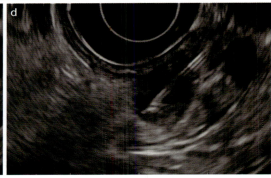
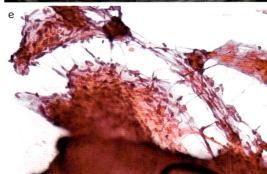

図10 小さく硬い病変の穿刺
a：病変が小さいと可動性があり，硬いと穿刺時に針が滑ってしまう．
b：スコープを押しながらアップアングルをかけ，消化管壁に対して穿刺針が垂直に近い角度で当たるように調節して穿刺する．
c：長径9 mm大の直腸SMT．
d：ストッパーをしっかりと固定し，素早い動きで一気に穿刺する（door knocking法）．
e：Shorr染色，対物×40．ROSEにて紡錘形の細胞を認め，GISTなどの消化管間葉系腫瘍と確認できた．

分な組織検体量が採取できる穿刺針が適しており，当院ではフランシーン形状のAcquire 22 Gを用いている．しかし，10 mm以下の小さいSMTでは腫瘍が固定されないことや病変が硬いために，フランシーン形状の穿刺針では腫瘍が逃げて穿刺が困難な場合がある．そのような腫瘍ではランセット形状の22 Gを選択している．

スコープを押しながらアップアングルをかけ，腫瘍をスコープで抱え込むように描出し，消化管壁に対して穿刺針が垂直に近い角度で当たるように調節する（図10a，b）．針先を病変の表面までゆっくりと進め，穿刺する距離を測定した後，ストッパーが緩まないように強く締めて固定し，素早い動きで一気に穿刺するdoor knocking法[13]が有用である（図10c〜e）．また，ストローク時に穿刺針を引くと腫瘍が針にくっついてきて，実際には十分なストローク長をとれない場合がある．この場合は，針先が腫瘍から完全に抜けないように注意して引き抜き，ふたたび素早く穿刺すると

2章 EUS の適応，穿刺において内視鏡医，臨床医が知っておくべき事項

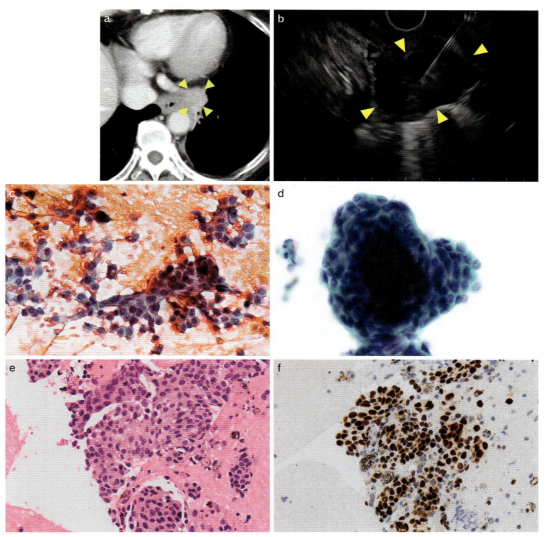

図11 縦隔に接する肺腫瘍の EUS-FNA
a：胸部造影 CT で左 S10 の縦隔側に 20 mm 大の多血性腫瘤を認め（▲），肺癌が疑われた．
b：食道内走査では，辺縁不整で境界明瞭な低エコー腫瘤として描出され，EZ Shot 3 Plus 22 G で穿刺した．
c：Shorr 染色では，核が腫大した異型細胞が不規則に重積した大小の集塊がみられる．核は円形で偏在し，核形不整は目立たないが，クロマチンが細顆粒状に増生し，核小体の目立つ細胞もみられ，悪性細胞と診断した．
d：Papanicolaou 染色でマリモ状細胞集塊を認める．
e：HE 染色では，中等度に濃染する楕円形核を有する充実胞巣状の異型細胞集塊を認める．
f：GATA3 染色で陽性であり，乳癌の既往があることから，乳癌の肺転移と診断した．
c〜f：いずれの染色も対物×40．

いう動きを繰り返す．ランセット形状の 22 G で穿刺が困難であれば，穿刺針を 25 G に変更する．

3) リンパ節

リンパ節腫大の原因としては，癌の転移，悪性リンパ腫，サルコイドーシス，結核

などがあり，消化管の近傍に存在するリンパ節が穿刺対象となる．リンパ節に対する EUS-FNA では，ランセット形状の穿刺針 22 G で十分な検本量が採取されるが，血液の混入が多い傾向がある．当院では，初回の穿刺では通常どおり吸引をかけながら穿刺するが，シリンジ内に吸引される血液量が多い時は，2回目以降の穿刺では吸引圧を下げるか非吸引とし，ストローク回数も減らしてゆっくりと針を動かすように穿刺している．

4）縦隔病変

縦隔腫瘍，悪性リンパ腫，癌の縦隔リンパ節転移，サルコイドーシスなどの縦隔病変と縦隔に接する肺腫瘍に対しては，食道を介して EUS-FNA が可能である（**図11**）．通常は，ランセット形状の穿刺針 22 G を使用している．病変の確定診断のみならず，肺癌や食道癌などではリンパ節転移を確認することで病期診断が可能となる．ただし，EUS-FNA での穿刺対象は，解剖学的な位置関係から，食道周囲の中縦隔と後縦隔に存在する病変に限られる．また，消化器内視鏡医にとって縦隔は馴染みがないため，検査前に CT 画像を読影して，病変と大動脈・肺動脈などの大血管や気管分岐部との解剖学的関係について，十分に理解しておくことが重要である．

基本的には大血管を連続的に追いながら観察するが，縦隔病変の描出にはスコープ軸を大きく回転させる必要があることも多い．右手で無理にスコープを捻るのではなく，体幹を軸に左腕を大きく動かすことで，スコープ先端にトルク（捻り）を伝えて回転させるようにする．穿刺に際して，1人では病変を安定して描出できない場合は，助手にスコープを固定してもらうことも必要である．

5 ⋯⋯ 病理検査室との連携

1）EUS-FNA の前に

内視鏡医は事前に CT などの画像検査について検討し，鑑別診断も含めた十分な臨床情報を病理医や細胞検査士に提供することが必要である．たとえば，充実性膵腫瘍であれば，通常型膵癌を疑うのか，腺扁平上皮癌や退形成癌などの特殊型膵癌を疑うのか，腺房細胞癌，神経内分泌腫瘍，solid-pseudopapillary neoplasm（SPN），自己免疫性膵炎など特殊染色を要するものを疑うのかについて，事前の臨床情報の提供が病理診断を行ううえで欠かせない．また，他臓器癌の既往歴があれば，転移の可能性を伝える必要がある．

2）穿刺後の検体処理

EUS-FNA によって穿刺針内に採取された検体を，通常はスタイレットを穿刺針に挿入しながら，時計皿やシャーレにゆっくりと押し出す．この時に，血液に含まれる白色検体の一部からごく少量の検体を切り出し，2枚のスライドガラスで圧挫標本を作製し，細胞診に使用する．大部分の白色検体は組織診用検体として，重ならないように1層に並べて濾紙に載せ，メッシュ袋に入れてホルマリン固定している．残っ

2章 EUSの適応，穿刺において内視鏡医，臨床医が知っておくべき事項

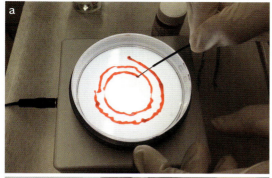
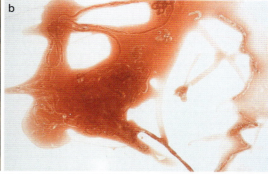
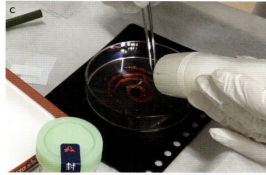

図12　FNA検体の取り扱い
a：シャーレ上にFNA検体をスタイレットで押し出す．
b：LEDビュアーBOX（宮島医学機器社）などにシャーレを載せて，下から光を照射すると白色検体がわかりやすい．
c：黒いシートや紙の上にシャーレを置き，懐中電灯で上から照らす方法も有用である．

た赤色検体や吸引用シリンジ内まで吸引された血液にも診断に有用な組織が含まれていることがあるので，すべての検体を病理診断に提出するべきである．シャーレの下から透過光を照射する専用の照明装置がいくつか販売されており（**図12a**），血液の混じった検体から白色検体を選別してピックアップしやすい（**図12b**）．シャーレの下に黒色シートを敷いて，上から懐中電灯の光を当てるなどの簡便な方法も有用である（**図12c**）．

3）rapid on-site evaluation（ROSE）

内視鏡検査室でのEUS-FNAに病理医や細胞検査士が立ち会い，on-siteで迅速細胞診をする（rapid on-site evaluation：ROSE）ことによって，病理診断に適切な検体が採取できたか否かが確認でき，診断率の向上と同時に不適正検体を減らすことが期待できる．穿刺回数の低減のみならず，再検査を減らすことに役立つとの報告がある[14～16]．

肉眼的には白色検体と判断しても，壊死組織，粘液，線維性成分がほとんどで，診断に有用な細胞が含まれず，不適正と判断されることがある．肉眼的にEUS-FNA検体が適正か不適正かを正確に判断することは困難である[17]．ROSEを行えば，初回穿刺の結果をふまえて，2回目以降の穿刺部位や穿刺経路の変更に加えて，吸引圧や穿刺針の変更も含めた穿刺方法を変更することができる．また，ROSEの結果が事前の診断と異なり，免疫染色が必要と考えられる病変であれば，細胞診には問題ない検体量が得られていても，さらに十分な検体量を確保するために，穿刺を追加すること

25

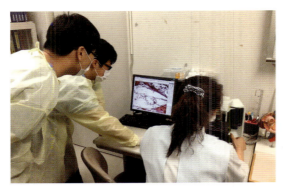

図13 on-site で細胞検査士とともに鏡検

ができる．その他，悪性リンパ腫が疑われる病変では，速やかにフローサイトメトリー，遺伝子再構成，染色体検査のための検体を追加採取することもできる．

当院でのROSEは，細胞検査士が迅速Shorr染色を行うが，内視鏡医も同時に自ら圧挫標本を作製し，Cyto Quick（武藤化学社）で染色して迅速細胞診を行っている．Cyto Quickは染色時間が20秒と短く，Giemsa染色と同様に核内構造を明瞭に染色できる．Diff-Quik染色も同様に簡便な迅速染色法である．on-siteで細胞検査士とともに鏡検することは，特にEUS-FNAの経験が浅い医師において，手技の習熟が早くなると感じている（図13）．しかしながら，マンパワーの問題から，病理医や細胞検査士がEUS-FNAに立ち会うことができない施設も多く，どこの施設でもROSEを行う環境が整っているわけではない．そのような場合では，検査時間が長くなるという問題はあるが，内視鏡検査中にFNA検体を病理検査室へ運び，迅速細胞診を行うことに努めるべきであろう．内視鏡医も少なくとも1人は病理スタッフと一緒に鏡検し，その結果を内視鏡室にフィードバックすることが望ましいと考える．

4）ROSEの後で

病理検査室との連携においては，前述のように内視鏡医はEUSを含めた画像診断から何を疑っているのかを病理医や細胞検査士に伝えることがもっとも重要であるが，同時に穿刺経路についても忘れずに伝える必要がある．経胃的に膵臓を穿刺すると，胃腺窩上皮や胃底腺領域の正常細胞が採取されることがある．背景に出現するコンタミネーションした胃腺窩上皮と膵高分化型管状腺癌の鑑別は，診断に注意を要する．また，膵臓のFNA検体は，通常の消化管の生検検体と異なり，細胞がやや小さい状態で観察される傾向にあるため，壁細胞や主細胞の細胞質の性状と腺房細胞の性状が同じようにみえ，検体の状態によっては通常の染色だけでは壁細胞と腺房細胞癌の鑑別がむずかしい場合が生じる．したがって，病理医らも穿刺経路も考慮に入れて診断することが求められる．

EUS-FNAで得られた検体が微小であった場合は，HE染色での診断から特殊染色の追加が必要となった時に，あらためてパラフィンブロックから薄切すると面出しの段階で検体がなくなってしまうことがある．採取された標本量が少なく，ROSEの結

果から特殊染色が必要な病変と判断される場合は，病理検査室にあらかじめ複数枚の未染色プレパラートを作製するように依頼することも重要である．

◆参考文献

1) 松本和也，小林佑次，澤木 明，他：超音波内視鏡下穿刺吸引細胞診により診断が可能であった腫瘍径5mmの膵内分泌腫瘍の1例．肝胆膵画像，12（4）：465〜470，2010.

2) Ngamruengphong, S., Swanson, K. M., Shah, N. D., Wallace, M. B.：Preoperative endoscopic ultrasound-guided fine needle aspiration does not impair survival of patients with resected pancreatic cancer. *Gut.*, **64**(7)：1105〜1110, 2015. doi：10.1136/gutjnl-2014-307475. Epub 2015 Jan 9.

3) Matsumoto, K., Takeda, Y., Onoyama, T., Kawata, S., Kurumi, H., Ueki, M., Miura, N., Isomoto, H.：Role of the preoperative usefulness of the pathological diagnosis of pancreatic diseases. *World J. Gastrointest. Oncol.*, **8**：656〜662, 2016.

4) IPMN国際診療ガイドライン2017年版．国際膵臓学会ワーキンググループ，8〜9，医学書院，2018.

5) Yoon, W. J., Daglilar, E. S., Fernández-del, Castillo, C., Mino-Kenudson, M., Pitman, M. B., Brugge, W. R.：Peritoneal seeding in intraductal papillary mucinous neoplasm of the pancreas patients who underwent endoscopic ultrasound-guided fine-needle aspiration：the PIPE Study. *Endoscopy*, **46**：382〜387, 2014.

6) 日本消化器内視鏡学会監修，日本消化器内視鏡学会卒後教育委員会責任編集：消化器内視鏡ハンドブック改訂第2版．68〜74，日本メディカルセンター，2017.

7) LeBlanc, J. K., Ciaccia, D., Al-Assi, M. T., McGrath, K., Imperiale, T., Tao, L. C., Vallery, S., DeWitt, J., Sherman, S., Collins, E.：Optimal number of EUS-guided fine needle passes needed to obtain a correct diagnosis. *Gastrointest. Endosc.*, **59**：475〜481, 2004.

8) Matsumoto, K., Ueki, M., Takeda, Y., Harada, K., Onoyama, T., Kawata, S., Ikebuchi, Y., Imamoto, R., Horie, Y., Murawaki, Y.：Development of a device for detecting target specimens from EUS-guided FNA samples. *Endosc. Int. Open.*, **3**(6)：E662〜664, 2015.

9) 松本和也，武田洋平，斧山 巧，川田壮一郎，菓 裕貴，孝田博輝，山下太郎，磯本 一：内視鏡システムと内視鏡操作に関する基本知識．胆と膵，**37**：1113〜1119，2016.

10) 原田 昇，神津照雄，大島郁也，他：超音波内視鏡下穿刺法の基礎的研究（第1報）．*Gastroenterol. Endosc.*, **33**：1657〜1663，1991.

11) Iwashita, T., Yasuda, I., Mukai, T., Doi, S., Nakashima, M., Uemura, S., Mabuchi, M., Shimizu, M., Hatano, Y., Hara, A., Moriwaki, H.：Macroscopic on-site quality evaluation of biopsy specimens to improve the diagnostic accuracy during EUS-guided FNA using a 19-gauge needle for solid lesions：a single-center prospective pilot study(MOSE study). *Gastrointest. Endosc.*, **81**(1)：177〜185, 2015.

12) Bang, J. Y., Magee, S. H., Ramesh, J., et al.：Randomized trial comparing fanning with standard technique for endoscopic ultrasound-guided fine-needle aspiration of solid pancreatic mass lesions. *Endoscopy*, **45**：445〜450, 2013.

13) 山雄健次：超音波内視鏡ガイド下穿刺術（EUS-FNA）私のコツ．消化器画像，**9**：98〜104，2007.

14) Klapman, J. B., Logrono, R., Dye, C. E., et al.：Clinical impact of on-site cytopathology interpretation on endoscopic ultrasound-guided fine needle aspiration. *Am. J. Gastroenterol.*, **98**：1289〜1294, 2003.

15) Iglesias-Garcia, J., Dominguez-Munoz, J. E., Abdulkader, I., et al.：Influence of on-site cytopathology evaluation on the diagnostic accuracy of endoscopic ultrasound-guided fine needle aspiration（EUS-FNA）of solid pancreatic masses. *Am. J. Gastroenterol.*, **106**：1705〜1710, 2011.

16) Hebert-Magee, S., Bae, S., Varadarajulu, S., et al.：The presence of a cytopathologist increases the diagnostic accuracy of endoscopic ultrasound-guided fine needle aspiration cytology for pancreatic adenocarcinoma：a meta-analysis. *Cytopathology*, **24**：159〜171, 2013.

17) Nguyen, Y. P., Maple, J. T., Zhang, Q., et al.：Reliability of gross visual assessment of specimen adequacy during EUS-guided FNA of pancreatic masses. *Gastrointest. Endosc.*, **69**：1264〜1270, 2009.

3章 実践的 on-site と ROSE

1 ····· on-site, ROSE とは

　わが国においては，EUS-FNA は 2010 年に保険収載された比較的新しい検査手技であり，今日でも種々の学会，研修会では，穿刺技術のみならず標本作製方法の標準化と正診率の向上にむけてのセッションが設けられ，熱い議論が交わされている．一方，細胞診断においては，検査全体の質的診断向上のために，EUS-FNA を行う現場に細胞検査士（臨床検査技師）が出向いて標本作製を担当するようになった．以前は「出張組胞診」「出張迅速細胞診」とよばれていたが，近年 on-site cytology や rapid on-site evaluation（ROSE）と称されるようになってきた．

　ROSE は，内視鏡室の広さや内視鏡室と病理検査室との距離によって，細胞検査士（臨床検査技師）が内視鏡室に出向く施設もあれば，内視鏡医が検体を病理検査室に搬入して標本作製，報告書作成まで行う施設もあり，その運用方法は多種多様である．

　本章では，EUS-FNA によって採取された検体について内視鏡検査中に標本作製を行い，その検体の質的評価まで行う作業を ROSE として解説する [1]．

2 ····· EUS-FNA 検査における正診率の向上のためのポイント

　細胞診断において，正診率を向上させるためのポイントは，大きく分けて次の4ステップである．

　①よりよい検体採取

　②よりよい標本作製

　③正確な組織・細胞診断

　④正確に伝わる報告書作成

　たとえば，子宮頸部細胞診などでは標本作製や細胞診断はおおよそ標準化されている．しかし，消化器領域の細胞診断においては，どの項目も，それぞれの施設が手さぐりでよりよい方法を探している状況である．施設ごとに少しずつ異なる方法を正確に比較した研究もなく，標準化はまさにこれからといった状況である．細胞診断のどの工程も自動化・機械化は現時点では困難であるだけではなく，高度な技術・技能が必要とされている．また，尿や喀痰細胞診とは異なり，再検査となると患者への負担が大きいことから，EUS-FNA 検査に携わるスタッフは全員，大きなプレッシャーを

29

感じながら作業を行っているといっても過言ではない．EUS-FNA 検査件数の多い施設，スタッフであっても，容易に ROSE ができているわけではない．

本章では，これから EUS-FNA を始める施設，はじめて ROSE を実施する施設，良好な検査結果が出ない施設のために，特に前述の①②③，すなわち穿刺から ROSE，スクリーニングまでの工程について解説する．

消化器内視鏡も日進月歩であり，新しいデバイスが実用化されている．今後登場するであろう新しい機械，器具を使いこなして，よりよい ROSE，より高い正診率を目指して，改善，改良していく必要がある．

3 …… ROSE の目的と利点，問題点

1）ROSE にできること，求められていること

①細胞・組織採取率を改善する

細胞診断であれ組織診断であれ，検体が採取されないことには始まらない．

検体採取は，やはり内視鏡医の技量にかかっている．穿刺の結果がリアルタイムにフィードバックされると，もっとも効率的に技術・技能が向上する．この積み重ねが，不適正標本ゼロ，再検査ゼロにつながる．また，教育施設では，穿刺経験の浅い内視鏡医のトレーニングも実際の検査中に行われることがある．数回の穿刺で検体採取量が少ない場合でも，最終的には穿刺経験が豊富な内視鏡医が穿刺することにより，検査が成立する量の検体が採取されるであろう．

②検査の質的診断を向上させる

真の意味での正診率を向上させるためには，検体が採取されればよいわけではない．腫瘍の手前の上皮細胞だけが採取されていて，目標とするべき腫瘍が採取されていないのであれば，多くの組織が採取されていても結局は再検査となる．確実にターゲット部位の細胞が採取されているかの判断ができるのが ROSE である．ROSE の際に，臨床診断とは異なる予期せぬ細胞が採取されているもしくはされているであろうと判断した時には，追加の検査を提案することもある．

さらに，細胞検査士（臨床検査技師）が ROSE 用の標本作製を行うだけでなく，その場で検体処理（細胞・組織の固定）を行うことで組織の変性が防がれるため，細胞診，組織診検体の質の向上を図ることもできる．また，遺伝子解析，コンパニオン診断に用いる標本の検体処理をその場で行うことも可能である．

③機動的な検査計画の変更が可能となる

事前の臨床診断とは異なる予期せぬ細胞が採取されている場合には，その後の検査手順を変更して，それぞれの検査に応じた検体処理を速やかに行うことができる．たとえば，悪性リンパ腫が疑われる場合には，フローサイトメトリー用に検体処理を行う必要がある．また，遺伝子解析，コンパニオン診断の実施が予想される腫瘍の場合には，そのための検体を多めに確保する必要が考えられる．採取した組織を内視鏡室で迅速に検査することで，1回で最大限の検査ができるようになり，速やかに適切な治療に導くことができる．

④細胞検査士（臨床検査技師）を含めたチームの技術，知識が蓄積される

細胞検査士（臨床検査技師）はかならず，検査前に患者情報，臨床診断を把握しておく必要がある．また，穿刺経路の細胞としてはどのようなものが採取されるのか，標的とする腫瘍からはどのような組織が予想されるのかを理解しておく必要がある．それが理解できていないと評価が不可能だからである．穿刺を行う内視鏡医側からは「ROSE を行うことで検査前の CT，MRI 画像とエコー像，自身の穿刺技能を即座にフィードバックでき，採取された細胞が何かわかれば穿刺した部位とは別の部位をすぐに再穿刺することができる」という意見もある．これぞまさに確実な検査への近道であり，チーム医療である．さらに，チームのなかで医師・技師が採取検体の適・不適と細胞の良悪性の判定について議論することで，お互いに画像診断，細胞診断における鑑別疾患についての知識をもつことができる．そしてその結果として，検査の質の向上が実現する．

2）ROSE の現状，問題点

①迅速細胞診の限界

ROSE では狠られた時間内（内視鏡検査の実施時間内）で採取検体の評価，判断が求められる．消化器領域では，組織診断のために追加の免疫染色が求められる腫瘍も少なくないため，ROSE による診断能には限界がある．ROSE はあくまでも仮の診断であり，最終診断と同等とはいえない．

なお，細胞検査士（臨床検査技師）は診断することができないため，臨床医に報告するのはあくまで結果の報告であることを，病理側，臨床側ともに理解しておく必要がある．

②細胞検査士（臨床検査技師），病理医の業務負担，精神的負担

検査現場でROSEを実施した場合，検査全体で30分程度の時間が必要となる．特に，穿刺難易度が高い症例や，追加穿刺，追加検査が必要な症例となれば，時間はさらに必要である．また，ROSEを行うにはその間，細胞検査士（臨床検査技師）または病理医が内視鏡室に拘束され病理検査室を空けざるをえないため，検査室人員の確保が必要となる．そして何よりも，ROSEを担当する細胞検査士（臨床検査技師）は，限られた時間内であらゆる作業工程に迅速に対応するための最大限の技能・判断力が求められる．これらの時間的，技術的な制限による担当者の業務的，精神的な負担は大きい．

③感染のリスク

EUS-FNA は内視鏡室で，患者のベッドサイドで行われる．採取検体は生検体である．期せずして膿瘍などの感染性の病変を採取することもある．しかし，内視鏡室内に感染性の検体を扱うためのバイオハザード対策が整備されている施設はほとんどない．EUS-FNA に携わるスタッフ全員が，生の検体を扱っているという意識，感染対策についての高い意識をもって検査を実施すべきである．

4 ROSEのおもな流れ

ROSEのおもな流れを図1, 2に, 使用する器具の一例を図3に示す.

図1の①を除き, ②〜⑤の工程を細胞検査士（臨床検査技師）が行うことを想定して記載しているが, 誰がどの役割で検体処理や染色などをどれくらいの配分で進めていくかなど, 細かな運用, 手順は施設の状況により異なる. ここでは, 良好な検査結果が出ている施設における検体の取り扱いをもとに説明する（検体採取については第2章を参照）.

① 検体採取（内視鏡医）
↓
② 標本作製（細胞検査士, ときに内視鏡医）
↓
③ 迅速染色：Shorr染色とDiff-Quik染色（細胞検査士, ときに内視鏡医）
↓
④ 鏡検（内視鏡医とディスカッション）
↓
⑤ 報告（細胞検査士・病理医）

図1 ROSEの流れ
（ ）内はおもな役割分担.

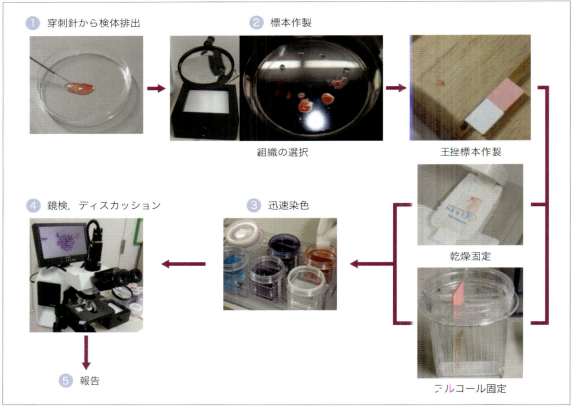

図2 ROSEの流れ

3章 実践的 on-site と ROSE

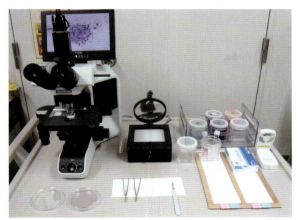

図3 ROSE で使用する器具の一例
細胞変性・乾燥防止液，アルニール固定液，コーティング（細胞剥離防止）ガラス，染色液，シャーレ，ピンセット，メス，顕微鏡．その他に，風乾装置や LED 照明装置があると便利である．

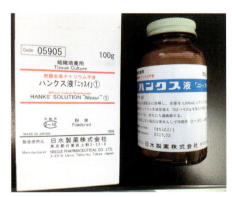

図4 ハンクス液

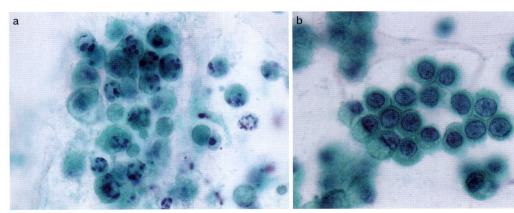

図5 ハンクス液による作用（正常膵管上皮細胞．a，b は同一症例）
a：ハンクス液不使用．核内融解がみられる．b：ハンクス液使用．ハンクス液を使用することにより，核内所見もしっかり観察できる．

1）標本作製

(1) 検体の乾燥・変性の防止

検体の乾燥・変性を防止するために，ハンクス液（日水製薬）（図4），アルブミン製剤，生理食塩液などの薬液中に穿刺針から直接検体を排出する，または穿刺検体の上から薬液をかける（使用する薬液は施設により異なる）．

細胞診においては，ハンクス液を使用することで，消化酵素による細胞変性を減少でき，核内所見も観察できる（図5）．

ハンクス液の基本的な用途は組織培養ではあるが，消化器細胞診，特に胆・膵領域の細胞においては消化酵素による細胞変性を防止し，ゆっくりと溶血させる作用がある．背景の粘液の性状も保持し，消化器以外（液状検体）にも利用可能である．

33

表1 標本作製にあたり選択すべき組織の見分け方のポイント

目視での組織の形状	推定される組織	標本作製のための組織選択の有無とポイント
白色組織成分の周囲が毛羽立ったようにみえる	穿刺経路上の粘膜腺上皮	選択すべきではない
真っ白，透明感なしピンセットで掴むと硬い圧挫の際にも硬い	平滑筋や（線維様）間質	GISTを疑う場合には選択
検体を浮遊させた液中に粘液がみえる	粘液産生性の腫瘍	穿刺針から検体が排出されると時間経過につれて粘液がほぐれ検体が掴みにくくなるので迷わず手際よく選択すべきである
白色というよりは灰白色ピンセットでは掴みにくい，掴めてもすぐにちぎれてしまう	壊死成分	選択すべきでにない

EUS-FNA では，穿刺検体に細長い糸状で，絡まることも少なくない．ホルマリンに検体を直接入れると絡まりがほぐせなくなることが多いが，ハンクス液中では細長い糸状の絡まった検体を容易にほぐすことができる．また，ハンクス液自体は粉末状で長期保存可能で，低価格なので，検査室にとっては扱いやすい試薬である．ただし，調製した液はカビが生えやすいため保存せず速やかに使用する．

（2）ROSE を行うための迅速標本作製のポイント

基本的に，ピンセットで容易に掴めるほどの組織検体が採取された場合については，パラフィンブロックを作製することを優先する．ROSE を行いつつ，組織検体をホルマリン固定することが望ましい．内視鏡医2, 3人，あるいは内視鏡医と細胞検査士1人だけが派遣されていることがほとんどなので，ROSE と細胞組織の固定を同時に行うことはむずかしいが，できるかぎり手際よく，検体を決して乾燥させることなく標本作製を進めていかなければならない．ROSE を行っている間に，組織の乾燥や変性が起こらないように処置をしておくことがポイントとなる．

①臨床情報，穿刺部位，穿刺ルートの情報を収集する

患者の既往歴を含む臨床情報を把握しておく．穿刺部位と穿刺ルートの情報は，ROSE を行う検体を選ぶうえで非常に重要である．穿刺ルート上にある組織（粘膜腺上皮，固有筋層，正常膵組織など）は，採取された検体の中に混入している可能性がある．ターゲットとしている腫瘍が何か，腫瘍の背景としてどのような組織が混入し採取される可能性があるのかを事前に想定しておくと，標本を選択する時に役立つ．

②標本を作製する部分を選ぶ

採取された検体の成分・性質に基づいて，ROSE 標本を作製する部分を選択する．採取された検体のどの部分を標本にするのかが，ROSE におけるもっとも重要な作業となる．圧挫標本の作製にあたり選択するべき組織の見分け方のポイントを**表1**に示す．

3章 実践的 on-site と ROSE

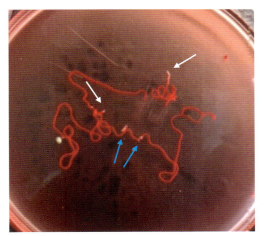

図6 膵管癌穿刺症例

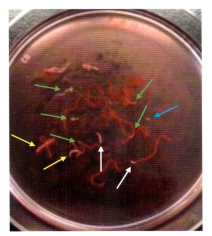

図7 膵管癌穿刺症例

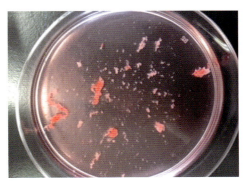

図8 膵管癌穿刺症例

　白色組織成分の周囲が毛羽立ったようにみえると(穿刺経路上の)粘膜腺上皮(図6, 7青矢印), 真っ白で透明感はなく, ピンセットで掴むと硬く圧挫の際にも硬いと平滑筋や線維様間質 (図6, 図7白矢印), ハンクス液やその他の細胞の保存液などを使用した場合に液中に粘液があると粘液産生性の腫瘍である (図7黄色矢印). 粘液産生性腫瘍の場合, 穿刺針から検体が排出されると時間経過につれてピンセットで掴みにくくなるので, 手際よく検査を進める. また, 白色というよりは灰白色で, ピンセットでは掴みにくい, もしくは組織を掴めてもすぐにちぎれてしまうものは壊死成分であることが多い (図8). 図7の緑矢印が目的とする組織である. ROSEをこれから導入する施設や, 目視での検体の見分け方で困っている場合にぜひ参考にしていただきたい.

　③迅速標本を作製する

　標本作製には圧挫法を用いる. 22G, 25Gの針で採取されるごく小さい検体であるが, 圧挫標本を作製することで薄い均一な標本となり, 内部まで十分に固定させて染色が可能となる. 粘液性腫瘍であっても, 塗抹標本よりは圧挫ないしはガラス合わせ法のほうが薄く均一な標本を作ることができる.

　また, 直視下で行うので, ごく微量な検体であっても見逃すことなく標本にするこ

とができる．さらに，圧挫標本ではある程度の組織の二次情報が残るので，分化度の高い管状腺癌や内分泌腫瘍の診断には大変役に立つ．硬くもなく，柔らかくもない扱いやすい硬さの検体ならば，通常の圧挫標本を手際よく作製する．

④注意点

ピンセットで掴んだ時，検体が硬い場合は注意が必要である．硬い検体の場合は，標本にのせる組織が大きすぎると剥離防止処理がされたスライドガラスを使用しても細胞が剥がれやすくなる．硬い組織の場合は新しい薄刃の刃などを使用して細断し，通常よりも圧をかけて標本作製を行うとよい．

反対に，粘液などを多く含む柔らかい検体は，ピンセットで掴むことが困難なので，ピペットを利用し検体を静かに吸ってプレパラートにのせるとよい．勢いよく検体を吸ったり，ピペット全体を使って検体を吸うと，ピペットの内腔に検体が付着してしまうので，ゆっくりとピペットの先だけを使い検体をスライドガラスにのせて標本作製を行う．細胞検査士（臨床検査技師）であれば圧挫標本作製作業自体はそうむずかしくない．しかし，目視で検体を分別することは比較的高度で，ある程度の経験が必要であり，この作業に慣れないとROSEが成立しないといっても過言ではない．熟練した細胞検査士（臨床検査技師）でも，この材料選択に時間を費やすことは少なくない．

大まかな組織成分について説明したが，慣れないうちは白い組織成分について，自身が想定する成分ごとに標本作製し，目視で想定した組織像と鏡検した細胞像とが合致しているかを確認すると標本作製者自身がもっとも理解しやすく，それがROSE成功への近道である．

また，日常の検査においてはつぎのようなことが起こりうることも理解していただきたい．

腫瘍の穿刺難易度が高く，目的の腫瘍がごく少量しか採取できない場合がある．このような場合は無理にROSEをする必要はない．しかし，ごく少量の検体しか採取されないからといって検査自体を諦めてはいけない．少量の採取組織，細胞でもかならず捕まえておき，標本にできる最善の方法を判断する．たとえば，腫瘍が硬くない場合は検体が扱いやすいので，すぐに細胞診圧挫標本を作製する．細胞診断の後に免疫染色が必要であれば，実施できる免疫染色の種類と標本の枚数に限りはあるが，細胞を転写し免疫染色も可能である（後述）．また，腫瘍が硬い場合にはピンセットで掴めるので，なくならないように組織を確保する．後の組織標本作製作業では組織が小さいので包埋・薄切には細心の注意が必要となるが，この時点でヘマトキシリンを使用して色をつけておくことで，目視での検体の確認が容易になる．

2）迅速染色

細胞診断の代表的な迅速染色には迅速Papanicolaou，Ultra-fast Papanicolaou，迅速Shorr，Diff-Quik，Cyto Quick（Diff-Quik類似）などの染色がある（**表2**）[2]．ROSEでは，短時間で簡単にできるDiff-Quik類似のCyto Quick染色（武藤化学）や迅速Shorr染色などが使用されている．その手順を**表3，4**に示すが，どの染色に

表 2 迅速染色法の比較

	Cyto Quick 染色	Shorr 染色	迅速 Papanicolaou 染色
固定	乾燥固定	アルニール固定	アルコール固定
染色液	Cyto Quick 染色（武藤化学）	Shorr 染色（武藤化学）	OG-6　EA-50 液
染色時間，色調など	1 分未満 （固定風乾と鏡検前風乾の時間は除く） 色調はギムザ染色に類似	1 分未満 （標本が乾燥しないように注意する） 色調はパパニコロウ染色に類似	10 分程度
技術	技師以外でも比較的容易	技師以外でも比較的容易	技師の方が望ましい
注意点	固定は特に素早く風乾する 乾燥固定なので重積のある上皮や粘液成分の多い場合は詳細な観察が困難 細胞の剥離は少ない 異染性の判定が容易	正常な上皮細胞でも核小体が明瞭にみえる傾向があることを念頭におく	通常の Papanicolaou 染色より色調が淡いことが多い

	Ultra-fast Papanicolaou 染色	迅速ギムザ染色
固定	乾燥固定	乾燥固定
染色液	Richard-Al an Cytostain 液	濃いめのギムザ液
染色時間	2 分以内	5 分程度
技術	固定は技師以外でも比較的容易	技師の方が望ましい
注意点	細胞の剥離が少ない 生理食塩液で溶血する 核の見え方に慣れが必要 （核がすりガラス様にみえる傾向がある） 染色液が高価 角化はわかりやすい	乾燥固定なので重積のある上皮や粘液成分の多い場合は詳細な観察が困難 血液細胞の同定には適する

　もメリット，デメリットがあるため，各施設の状況，細胞検査士や病理医のあつかいやすさに応じて選択する．目的細胞が採取されているのかがわかればいいのであれば Diff-Quik や Diff-Quik 類似の染色を，仮診断とはいえ臨床医から質的診断までを要求されているのであれば，ある程度の核内所見も判断できる迅速 Papanicolaou，Ultra-fast Papanicolaou，迅速 Shorr 染色を選択するとよい．

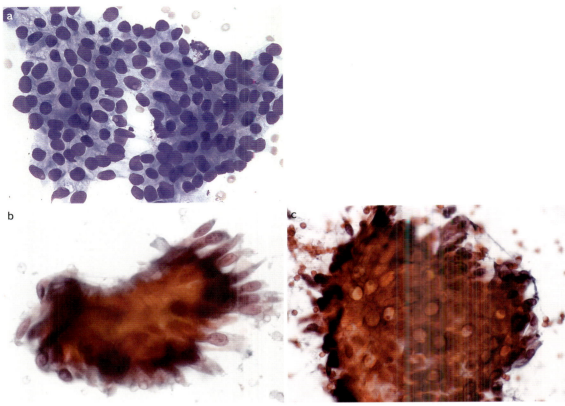

図12 十二指腸粘膜上皮
Hemacolor 染色，a：対物×40．
Shorr 染色．b：対物×10，c：対物×40．
見え方が少しずつ異なるが，異型に乏しい十二指腸上皮細胞である．

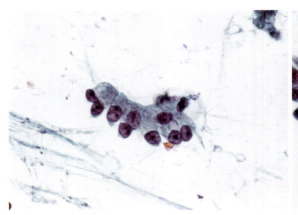

図13 十二指腸上皮
Shorr 染色，対物×10．

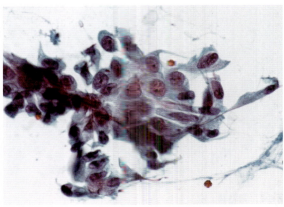

図14 良性異型細胞（扁平上皮化生細胞）
Shorr 染色，対物×40．
細胞質が重厚性あり，多辺形で細胞間橋を有する．

4) 迅速スクリーニングの手順，ポイントおよび判定方法

既往歴，穿刺部位，穿刺ルート，検査前画像診断，内視鏡臨床診断，腫瘍マーカー異常値の有無などの臨床情報を頭に入れておく．診断が臨床情報に影響されないようにすべきであるが，できるかぎりの情報を念頭におきながらスクリーニングすることが細胞診断の基本である．

ここで，一般的な ROSE の実例をあげる．

実例 1　膵臓穿刺，PDAC 疑い（図 15, 16）

考え方：明らかな異型細胞を認め，かつ細胞量もあるので，追加の穿刺は必要ない．検査は終了となる．

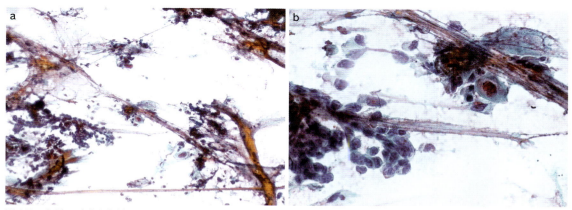

図 15　実例 1（膵臓穿刺，PDAC 疑い）
Shorr 染色．a：対物×10，b：対物×40．

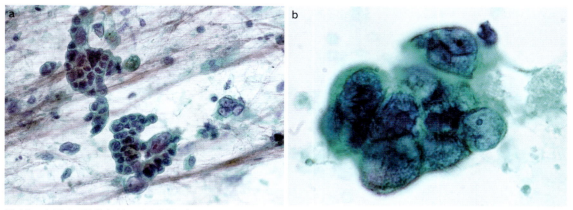

図 16　実例 1（膵臓穿刺，PDAC 疑い）
Pap. 染色．a：対物×40，b：対物×100．

実例2　膵臓穿刺，PDAC疑い，穿刺困難例（図17）

　考え方：（穿刺困難な部位を穿刺した．）異型細胞は認められるが，採取量が少ないため，再度穿刺が可能か，内視鏡医と相談する．ROSEでは悪性細胞として認識してもよい症例．

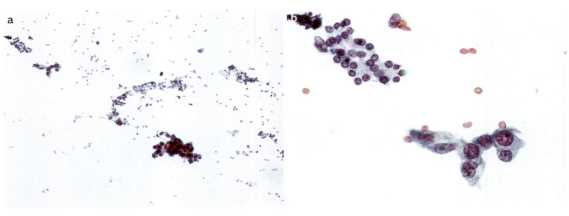

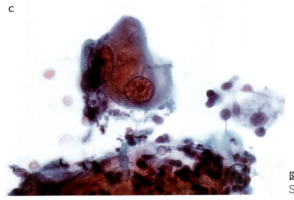

図17　実例2（膵臓穿刺，PDAC疑い）
Shorr染色．a：対物×10，b：対物×40，c：対物×40．

実例3 膵臓穿刺，NET 疑い（図18，19）

考え方：核が腫大した異型細胞を認めた．小型で単調な印象であり，神経内分泌腫瘍（neuroerdocrine tumor：NET）を疑う．免疫染色の必要性が予測されるため，採取量を確認し，少量と判断した場合は追加穿刺が必要であると臨床医に伝える．

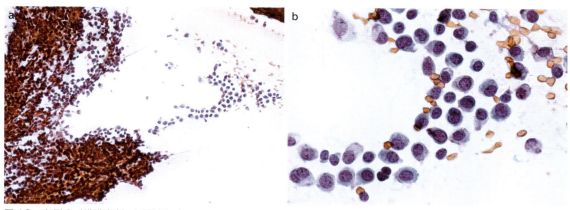

図18　実例3（膵臓穿刺，NET 疑い）
Shorr 染色．a：対物×10，b：対物×40．

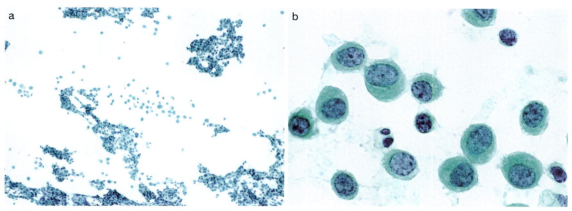

図19　実例3（膵臓穿刺，NET 疑い）
Pap. 染色．a：対物×10，b：対物×100．

実例4　腹腔内リンパ節穿刺，悪性リンパ腫疑い（図20, 21）

考え方：ただちに異型細胞という認識がもてる細胞像である．おもに散在性で核が偏在している．大型核小体もあり，腺癌あるいはリンパ腫を考える．リンパ腫が確実に否定できないため，内視鏡医にフローサイトメトリーなどの追加検査の提案をする．

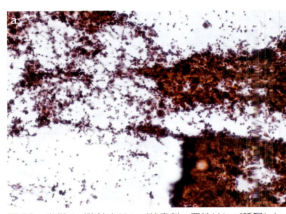
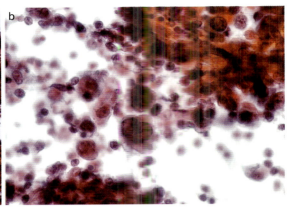

図20　実例4（腹腔内リンパ節穿刺，悪性リンパ腫疑い）Shorr 染色．a：対物×10, b：対物×40.

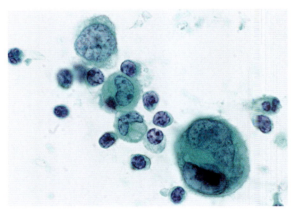

図21　実例4（腹腔内リンパ節穿刺，悪性リンパ腫疑い）Pap. 染色．対物×100.

5）検査の終了，再穿刺，限界

検査の追加と終了の目安を表5, 6に示す．また，以下の場合には，追加穿刺を提案しなくてはならない．

①壊死組織ばかりが採取された
②術前には悪性と推定している症例で正常細胞のみが採取された
③免疫染色が必要な組織型が採取された（採取量が少ない場合）
④細胞判定が困難

EUS-FNA の診断には，一般的な carcinoma に加えて良性腫瘍，未分化な腫瘍，肉腫について正確な組織，細胞の知識が求められる．特に消化器領域の EUS-FNA に

3章 実践的 on-site と ROSE

表5 検査終了の目安

採取直後の目的細胞に値する組織量	鏡検時の目的の細胞量（内容）	目視での組織の残量	穿刺の目途	備考
多量＋＋＋	多量＋＋＋	多量＋＋＋	終了	
適量＋＋	適量＋＋	適量＋＋	終了	
適量＋＋	AIP などの良性腫瘍＋＋	適量＋＋＜	終了	腫瘍部位の細胞あれば終了
適量＋＋	粘液異型細胞多量＋＋＋	少量＋～多量＋＋＋	適宜	＊IPMN 由来の腫瘍の有無確認

AIP：autoimmune pancreatitis，自己免疫性膵炎.
IPMN：intraductal papillary mucinous neoplasm　膵管内乳頭粘液性腫瘍.
＊IPMN 由来の腫瘍の有無：粘液を認め乳頭状上皮細胞が多い時.
＋は細胞量を示す.

表6 再穿刺の目安・限界

採取直後の目的細胞に値する組織量	鏡検時の目的の細胞量（内容）	目視での組織の残量	穿刺の目途	備考
少量＋	ごく少量＋	少量＋	再穿刺へ	
適量＋＋	穿刺経路の細胞のみ	適量（＋＋）	再穿刺へ	検査は成立しない
適量＋＋	悪性を疑う時の良性異型細胞　適量＋＋	少量＋～多量＋＋＋	再穿刺へ	臨床医（内視鏡医）が終了するまで
適量＋＋	壊死＋＋＋ 悪性細胞ごく少量＋	適量＋＋	再穿刺へ	臨床医（内視鏡医）が終了するまで
多量＋＋＋	悪性細胞または悪性を強く疑う細胞　ごく少量＋	多量＋＋＋	終了	結果として目的細胞数は少量→検査の限界

＋は細胞量を示す.

おいては，免疫染色が必要となることが多い.

　限られた材料と時間のなかでは，1回目の穿刺材料でROSEを実施した際，目的細胞がなく再穿刺を追加依頼したが，結果的に1回目の残りの材料で標本作製を行うと目的細胞が存在し2回目の穿刺材料でも目的細胞が存在したという例，検体が比較的多く採取されたにもかかわらず，ROSEでは悪性または悪性を強く疑う細胞がごく少量しか認められず，ROSE後の組織も多く残るため検査を終了したが，結果的には目的細胞数は少量で，組織診断の結果は出なかったという例がある．これがROSEの限界だと考える．このようなことが起こりうることも臨床医に理解していただく必要がある．また，ROSEで目的細胞の確認ができても，最終診断を行うために必要な組織量も細胞検査士（臨床検査技師）は予測し，穿刺終了の判断をすることが重要となる.

　先にも述べたが，事前の画像診断では予想しなかった疾患が考えられた時，内視鏡医とディスカッションし，細胞検査士（臨床検査技師）は即座に臨床医（内視鏡医）

に報告する．そして追加検査（悪性リンパ腫であればフローサイトメトリーなど）に必要な検体量を見積もり，追加の穿刺についても内視鏡医とディスカッションしなくてはならない．

細胞・組織採取率を改善するために行う ROSE であるが，限られた量の検体を観察して，限られた時間のなかで，我々はできるかぎりの組織型，病変を推定する必要がある．

そして，これだけは忘れてはいけない．細胞検査士（臨床検査技師）が採取量不十分と判定することは，穿刺を追加することを意味する．すなわち内視鏡医と患者に負担を強いる判断である．単に，採取された組織の量だけを判定すればいいというものではない．常に臨床情報と ROSE で標本作製した細胞が合致するかどうか，総合的に判断しなければならない．

6）結果判定報告（臨床との連携）

日本臨床細胞学会編集の細胞診ガイドラインにおいて，消化管の各臓器の細胞診報告書の様式が提示されている．しかし現実には，いわゆるパパニコロウ分類や乳腺などの穿刺吸引細胞診の報告書様式を応用しているところも少なくない．施設により報告書の様式，細胞検査士（臨床検査技師）により細胞の表現方法は異なっている現状である．

ROSE では組織推定が困難なため，組織診とのすり合わせや免疫染色が必要な場合が少なくない．内視鏡室における ROSE の報告は，あくまで仮の判定（報告）にとどまる．しかし，患者に不利益がないように，鑑別診断としてどこまで絞られたのかを，臨床医に必要かつ十分に報告することは，重要な細胞検査士（臨床検査技師）の仕事である．

さらに，判定結果は誤解のないように伝えなければならない．臨床医と細かい意思の疎通ができないのであれば，ROSE は検査として成立しないといっても過言ではない．ROSE を適切に実施するためには，検体採取，標本作製，細胞判定の技術だけではなく，臨床医に正確に判定結果を伝える技術も磨く必要がある．そのために，細胞検査士は自信をもって判定できる標本を作ること，自信をもって判定できる技術と知識を常に準備しておく必要がある．

ROSE は，検査全体の正診率向上のためには不可欠であり，細胞検査士（臨床検査技師）が大きく貢献できる領域と期待されている．限られた人数と時間のなかで，内視鏡医を中心とした医療チームが最高のパフォーマンスを発揮できるよう ROSE を用いてほしい．

◆参考文献
1）鬼島　宏，福嶋敬宣編集：胆道・膵癌．腫瘍病理鑑別診断アトラス．文光堂，2015.
2）松浦成昭監修，南雲サチ子，表支英一編著：実践細胞診テキスト．大阪大学出版会，2016.
3）細胞診標本作製マニュアル　体腔液．細胞検査士会，19〜20，2008.
　http://www.intercyto.com/lecture/manual/fluid_manual.pdf

4章 EUS-FNA 標本作製と実践的スクリーニング，判定方法

1　組織診標本作製と細胞診標本作製（図1）

　ここからは病理検査室での作業となる．臨床医からの臨床診断とROSEで得られた仮判定（診断）に基づいて，標本作製を進めていく．

　検体はすべて使用するのが基本である．標本作製には，固形・液状検体含めて遠心し沈渣を標本にする方法，施設によってはセルブロックにする方法などがある．

　我々の行っている標本作製法を図1に示す．

1）組織診標本作製

　基本的には，ピンセットでつかめる検体を組織診標本とする．検体は，赤色の血液成分と白色の組織成分に分けている．慣れない間は赤色成分と白色成分に分けて作業する方がブロックを作製しやすくなる（図2）．標本作製に慣れてきたら，血液が小～中等量の時は目視で組織と血液を分別するが，慣れない時期はまとめて標本作製するとよい（図3）．いずれも，できるだけ組織が重ならないように標本を作製することがポイントである．

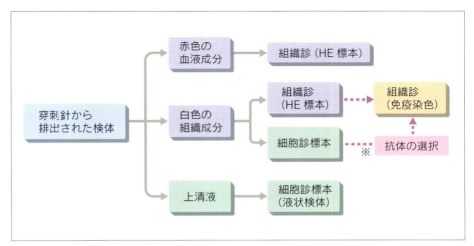

図1　EUS-FNA標本作製法
採取した材料は，すべて標本作製に使用する．
※細胞診は組織診より1日早く（検査当日）標本が仕上がるため，抗体の選択が可能となる．

47

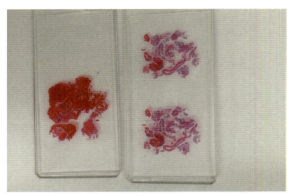

図2　血液が大量時の標本作製
組織と血液を分別し，できるだけ組織が重ならないように標本を作製する．
左：赤色成分，右：白色成分．

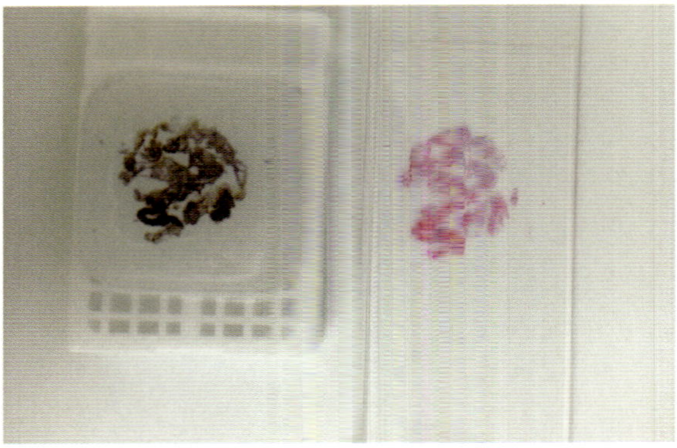

図3　血液が少〜中等量時の標本作製
目視で組織と血液を分別するが，まとめて標本を作製する．

　赤色成分においても，目視では血液成分として認識されえないが，実際には血液成分中に白い組織成分がまったくないわけではないため，必ず血液成分の標本作製も行う．

　EUS-FNAの組織検体にはどうしても血液成分が混入するので，そのままカセットに入れると，包埋や薄切面の面出しの際に苦労する．脂取り紙などで検体を挟み，メッシュ袋に入れてホルマリン固定を行うと，血液成分の付着の軽減だけでなく薄切面も合わせやすくなり，後の作業がやりやすくなる．

2）細胞診標本作製

　組織診用の検体をホルマリン固定した後に残る細胞の乾燥防止や変性防止のために用いた溶液の中には，組織診には不向きな検体や，ピンセットでは摘めなかった細胞が浮遊しているので，液状検体として標本を作製するため，この溶液を絶対に捨ててはいけない．細胞を集めることに徹する．遠心後の沈渣を圧挫法，ガラス合わせ法，引きガラス法またはオートスメアを用い細胞診標本とする．

3）標本作製のポイント

　一般的に，組織標本のブロックができるまでに（検査当日または翌日早くに）細胞診標本ができあがることが多いため，組織標本の薄切までに細胞診標本をスクリーニングし必要な免疫染色を推定すると，免疫染色のための薄切に抗体を無駄なく準備できる（図1※）．

　施設内で組織診断部門と細胞診断部門の業務が完全に分かれている場合，EUS-FNA検体については両方で連携をとり検査を進めていく必要がある．

　3章でも述べたが，実際には，目的とした腫瘍が硬い場合は穿刺困難度が高く，ごく少量の検体しか採取できない場合もある．このような場合は無理にROSEをする必要はない．しかし，ごく少量の検体しか採取されないからといって検査自体を諦め

4章 EUS-FNA 標本作製と実践的スクリーニング，判定方法

てはいけない．採取された検体を必ずスライドガラスの上にのせ，診断できる標本にするのが細胞検査士（臨床検査技師）の仕事である．少量の検体しか採取できなかったために組織診が不可能であったとしても，すべての検体から細胞診標本を作製しておいて，免疫染色が必要な場合はその細胞診標本を使って細胞を転写[2]し免疫染色を行うことは可能である．

図4に，神経内分泌腫瘍（neuroendocrine tumor：NET）疑いの症例を示す．穿刺困難な場所から，ごく少量の白い（組織）成分のみ採取された．組織標本は作れず，白い成分を圧挫したところ，臨床診断のとおり NET と想定できる細胞が確認された．細胞診断では，Ki-67 のカウントの基準がないため悪性度の指標となる Ki-67 の染色までは行えないが，クロモグラニン A 染色，シナプトフィジン染色し陽性を示した細胞像である．すなわち，細胞を標本にのせることさえできれば，組織が少量しか採取できない場合でも免疫染色は可能である．

2 …… 実践的スクリーニング，判定方法

EUS-FNA に限らず，スクリーニングをし，細胞診断を行ううえで細心の注意を払うことは検査の基本である．本章では対物 ×100（対物レンズ 100 倍）の写真を多く掲載しているが，膵臓領域の細胞のサイズは小さく異型も非常に弱い症例が少なくはないため，（ノンオイル）100 倍レンズを使用し，対物 ×100（1,000 倍）で細胞をみることを強く勧めたい[3]．

EUS-FNA では，穿刺ルート上の上皮の混入回避は完全には不可能なので，穿刺部位がどこでも，穿刺ルートの上皮がどれなのかは常に理解したうえでスクリーニングする（図5，6）．正常の膵臓上皮細胞を図7，8に示す．

EUS-FNA では，膵臓の穿刺が頻繁にある．膵臓は，他の臓器に比べると細胞が小さいうえに異型の弱い悪性細胞も少なくはない．また，細胞質に粘液を有する異型細胞は N/C 比が小さくみえるが，集塊の異型細胞では核間距離を確認し，核内所見を詳細に観察し診断していく．粘液を有する症例は診断が非常にむずかしいこともある．図9～11にスクリーニングのポイントを示す．また，間葉系細胞の集塊では，周囲にもしばしば腫瘍細胞がみられる．そのため，特に細心の注意を払った細胞診判定を心掛けないと，異型細胞を見落とすことになる．膵臓穿刺では，通常型膵管癌（pancreatic ductal adenocarcinoma：PDAC）や特殊型膵腫瘍などの膵原発腫瘍だけとは限らず，転移性腫瘍，悪性リンパ腫などさまざまな腫瘍と遭遇することも少なくはない．膵臓腫瘍では炎症性背景でも悪性病変があり，壊死性背景でも良性病変であることもある．

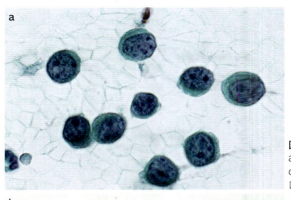

図4 神経内分泌腫瘍
a：Pap. 染色，対物×100．b：Pap. 染色，対物×40.
c：クロモグラニンA染色，対物×40．細胞を転写し，クロモグラニンA染色を行った．

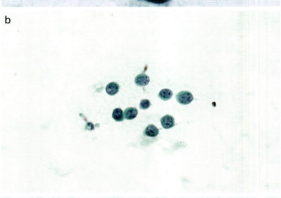
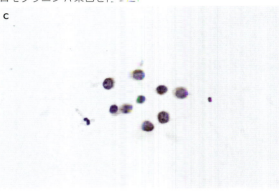

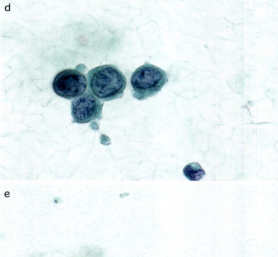

d：Pap. 染色，対物×100．e：Pap. 染色，対物×40．f：シナプトフィジン染色，対物×40．細胞を転写し，シナプトフィジン染色を行った

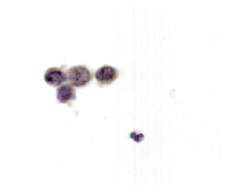

4章 EUS-FNA 標本作製と実践的スクリーニング，判定方法

スクリーニングの前に正常像を知っておこう

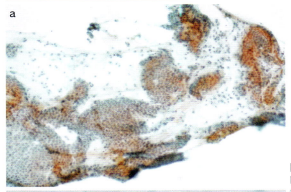

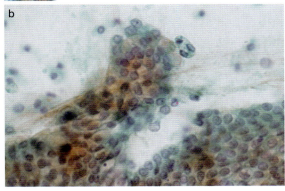
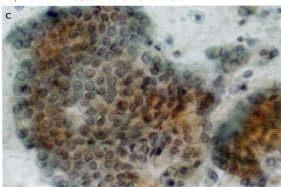

図5 正常胃粘膜上皮（胃粘膜下穿刺）
Pap. 染色．a：対物×10，b，c：対物×40．

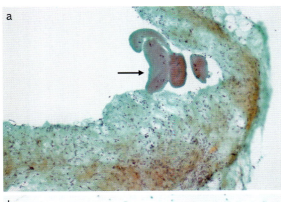

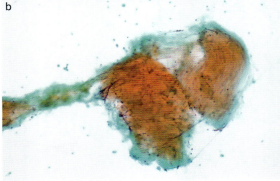
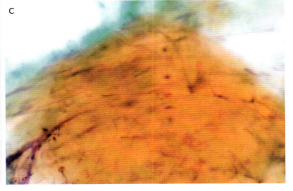

図6 消化管粘膜下既存の平滑筋細胞（食道粘膜下穿刺）
Pap. 染色．a：対物×10，b：対物×40，c：対物×100．
既存の平滑筋細胞は，細胞質が厚く境界不明瞭．核は細長いものが多く，核密度は低い．

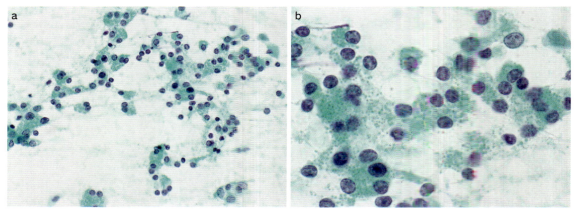

図7　正常腺房細胞（膵臓穿刺）
Pap. 染色．a：対物×10，b：対物×100．
結合性はやや緩くなっているものの，ロゼット状構造に似た細胞集団で出現する．細胞質には顆粒があり，小型の円形核を有する小型の核小体もみられる．

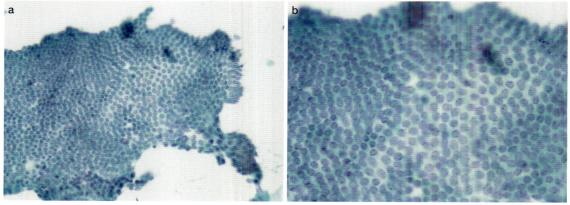

図8　正常膵管上皮（膵臓穿刺）
Pap. 染色．a：対物×10，b：対物×40．
異型のない核間距離の整ったシート状膵管上皮細胞である．

（胆嚢・胆管・）膵臓細胞診のスクリーニングのポイント（図9～11）

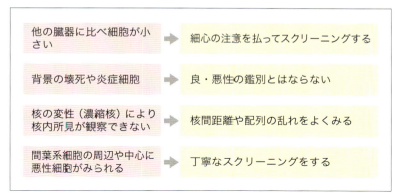

図9　特殊性と注意点

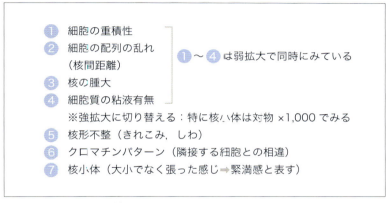

図10　集塊での細胞判定の手順

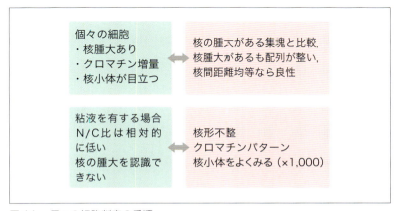

図11　個々の細胞判定の手順

さて，細胞検査士（臨床検査技師）はどの程度まで細胞学的鑑別ができれば治療法の選択に貢献できるのであろうか．まずは，膵臓の穿刺ならば通常型膵管癌（PDAC）の鑑別が最優先である．しかし，容易に通常型膵管癌といえる症例ばかりではない．細胞質が広く，核が偏在し，核小体が異常に目立つ腺房細胞癌にも非常に類似したPDAC症例もあり，組織型の推定が困難な症例もある．腺房細胞癌は，大きな腫瘍の場合が多く診断がつかなくても切除が選択されるが，通常型膵管癌との鑑別は必要となる．

NETは小さくてもリンパ節転移をきたすので，NETの診断と治療方針への影響が大きく，神経内分泌癌（neuroendocrine carcinoma：NEC）まで確実な診断を要する．一方，SPN（solid-pseudopapillary neoplasm）は腫瘍が大きくてもリンパ節転移が少なく，浸潤傾向が少ないため核出が可能である．したがって，NETとSPNの鑑別は重要となる．

3 ····· 症例アトラス

ここからは膵腫瘍を組織型に分けて，典型例，非典型例，判定困難例，特殊型膵腫瘍の症例を提示する．また，EUS-FNAでは，膵臓の穿刺に加え，消化管粘膜下腫瘍，縦隔，リンパ節，後腹膜腫瘍などがあり，それらの腫瘍についても紹介する．

なお，以下のアトラスでは，左右で同じ写真を掲載しているものがある．左側は，実際にスクリーニングをしている時の細胞像であるが，右側には見るべきポイントを矢印で示した．

また，実際に鏡検していると，微動ダイヤルを動かしピントをずらして観察することもよくあるので，必要に応じて，微動ダイヤルを動かした時の細胞を左右に並べて掲載した写真もある．

自分が鏡検している時に視野をイメージしながら細胞像を確認してほしい．

4章 EJS-FNA 標本作製と実践的スクリーニング，判定方法

膵臓穿刺

膵管癌

原発性膵腫瘍の 90% 以上は膵管由来であり，その 80 〜 90% は浸潤性膵管癌である．膵管内乳頭粘液性腫瘍（intraductal papillary mucinous neoplasm：IPMN）由来浸潤癌，IPMN 併存膵癌もある．高分化型の膵管癌は，異型が弱く判定がむずかしい．

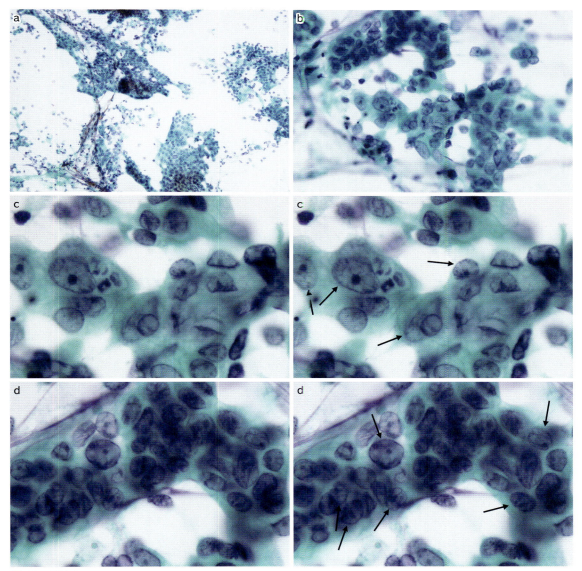

図12　PDAC
Pap. 染色．a：対物×10，b：対物×40，c, d：対物×100．
弱拡大では，比較的平面的な中〜大型集塊と，裸核細胞も含め，孤立散在性に細胞を認める．
核の腫大，大小不同もみられる．
核形不整もみられ，微細顆粒状のクロマチンの増量が明らかであり，核小体も目立つ．

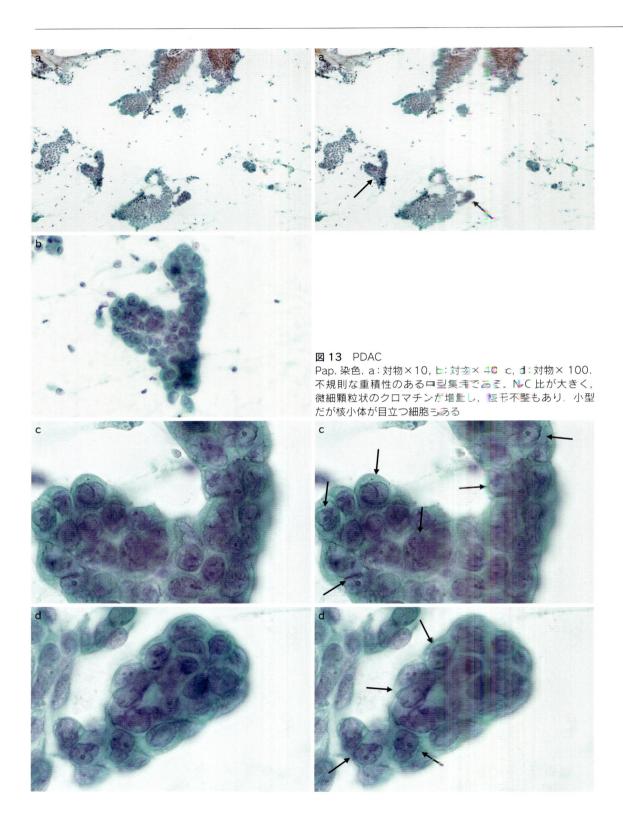

図13　PDAC
Pap. 染色. a：対物×10, b：対物×40, c, d：対物×100. 不規則な重積性のある口型集塊である．N/C 比が大きく，微細顆粒状のクロマチンが増量し，極性不整もあり，小型だが核小体が目立つ細胞もある

4章 EUS-FNA 標本作製と実践的スクリーニング，判定方法

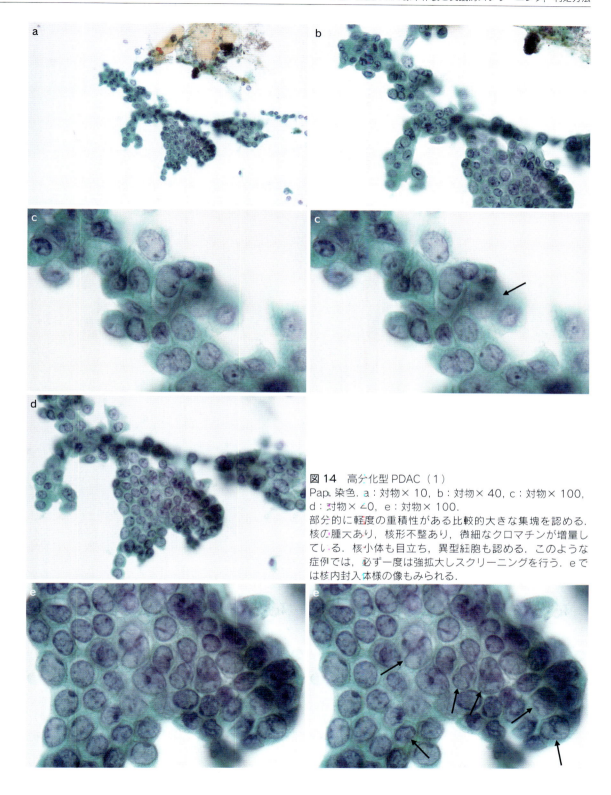

図14 高分化型 PDAC（1）
Pap. 染色．a：対物×10，b：対物×40，c：対物×100，d：対物×40，e：対物×100．
部分的に軽度の重積性がある比較的大きな集塊を認める．核の腫大あり，核形不整あり，微細なクロマチンが増量している．核小体も目立ち，異型紅胞も認める．このような症例では，必ず一度は強拡大しスクリーニングを行う．eでは核内封入体様の像もみられる．

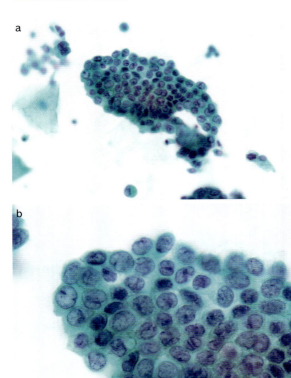

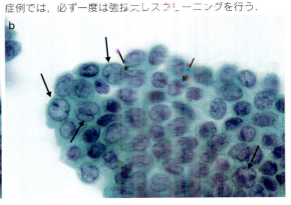

図 15 高分化型 PDAC ②
Pap. 染色．a：対物×40．b：対物×100．
一見平面的な集塊であるが，部分的に軽度の重積性がある比較的大きな集塊を認める．核の腫大，変形不整，集塊からの核の飛び出しなどもあり，微細なクロマチンが増量している．核小体も目立ち，異型細胞も認める．このような症例では，必ず一度は強拡大にてスクリーニングを行う．

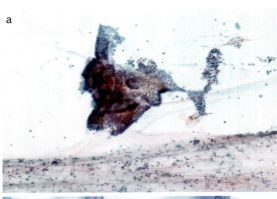

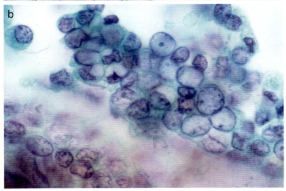

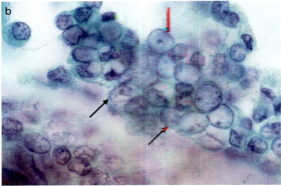

図 16 高分化型 PDAC ③
Pap. 染色．a：対物×10．b：対物×100．
シート状に近い比較的大きな集塊を認める．偽重層なのか判定に苦慮する．核の腫大あり，変形不整もあり，微細なクロマチンが増量している．核小体も目立つ．異型細胞も認める．このような症例では，強拡大にしてみないと異型細胞を見落とすので，必ず一度は強拡大にてスクリーニングを行う．

58

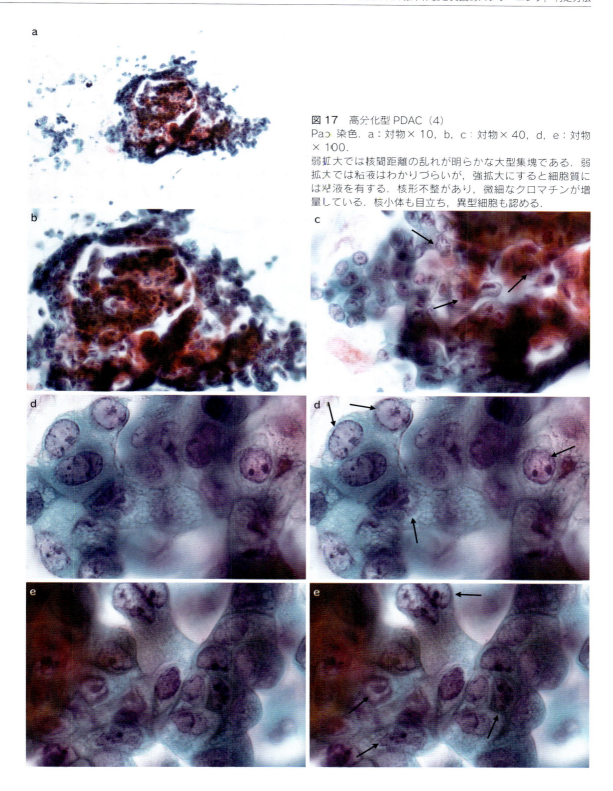

図17　高分化型 PDAC（4）
Pap染色．a：対物×10，b, c：対物×40，d, e：対物×100．
弱拡大では核間距離の乱れが明らかな大型集塊である．弱拡大では粘液はわかりづらいが，強拡大にすると細胞質には粘液を有する．核形不整があり，微細なクロマチンが増量している．核小体も目立ち，異型細胞も認める．

粘液を有する腫瘍

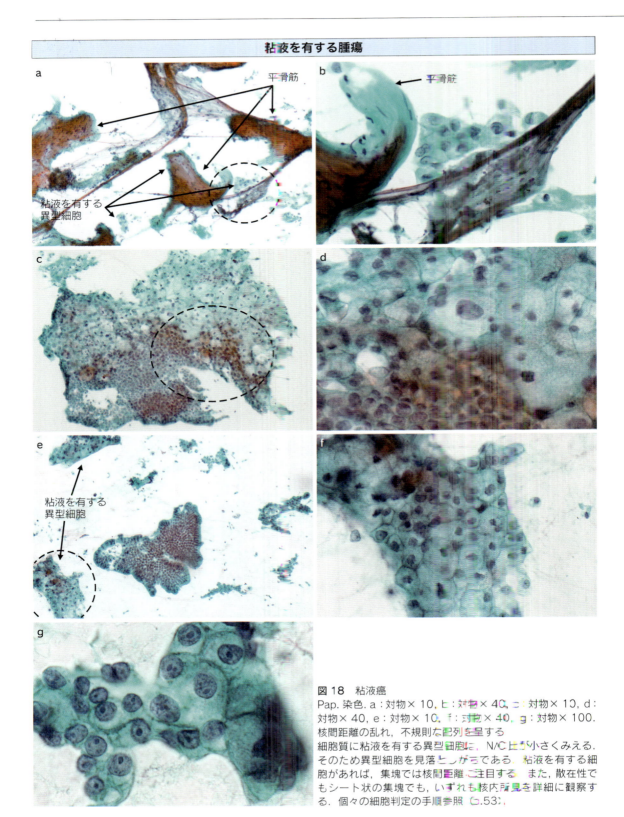

図18 粘液癌
Pap. 染色. a：対物×10, b：対物×40, c：対物×10, d：対物×40, e：対物×10, f：対物×40, g：対物×100.
核間距離の乱れ，不規則な配列を呈する
細胞質に粘液を有する異型細胞は，N/C比が小さくみえる．そのため異型細胞を見落としがちである．粘液を有する細胞があれば，集塊では核間距離に注目する．また，散在性でもシート状の集塊でも，いずれも核内所見を詳細に観察する．個々の細胞判定の手順参照（p.53）．

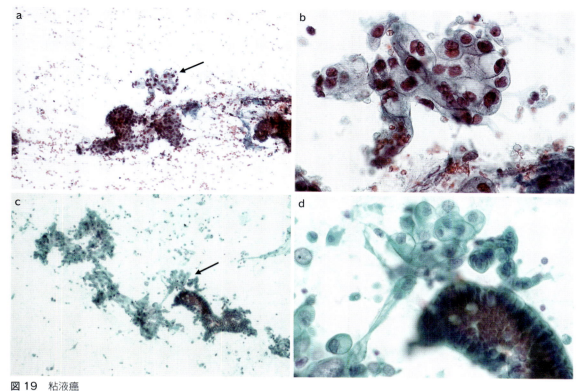

図 19 粘液癌
Shorr 染色．a：対物×10，b：対物×40．
Pap. 染色．c：対物×10，d：対物×40．平面的集塊かつ異型が弱いが核間距離が乱れている．signet 状の悪性細胞も散見される．

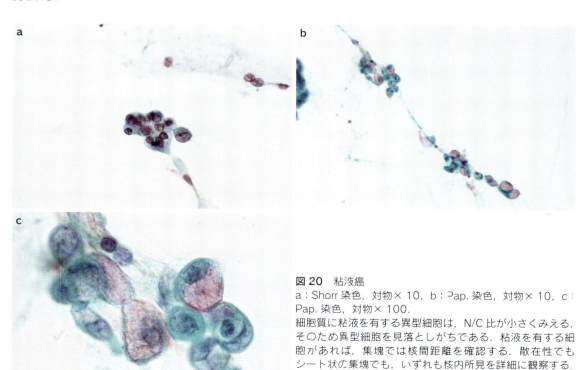

図 20 粘液癌
a：Shorr 染色，対物×10，b：Pap. 染色，対物×10，c：Pap. 染色，対物×100．
細胞質に粘液を有する異型細胞は，N/C 比が小さくみえる．そのため異型細胞を見落としがちである．粘液を有する細胞があれば，集塊では核間距離を確認する．散在性でもシート状の集塊でも，いずれも核内所見を詳細に観察する．signet 型異型細胞も散見され，小集塊でも核の不規則な配列を呈する．

IPMN 由来の腫瘍

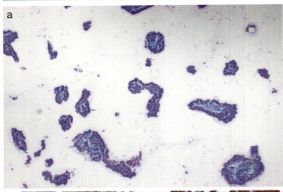

図21　IPMN 由来の腫瘍（IPMC）
a：Cyto Quick 染色，対物×10，b：Shorr 染色，対物×10，c：Shorr 染色，対物×40，d：Shorr 染色，対物×40，e：Pap. 染色，対物×100，f：Pap. 染色，対物×100.
粘液性背景に，細胞質に粘液を有する異型細胞がシート状，乳頭状に認められる．細胞質に粘液は有するが核は腫大し，核形不整があり，核小体が目立つ細胞もある．signet 状の細胞や，軽度，中等度，高度とさまざまな異型度の乳頭状異型細胞の集塊もあるため，IPMN 由来の悪性細胞（IPMC）と考える．

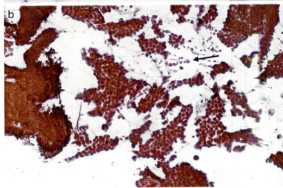
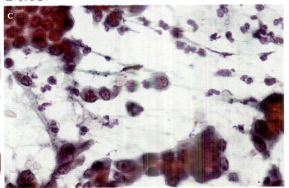

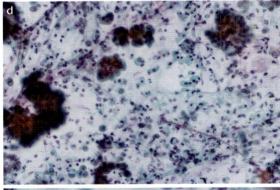

〈粘液を有する乳頭状異型細胞が多くみられる時の注意点〉
膵液細胞診で IPMN を判定する時と同様に，軽度，中等度，高度異型といったさまざまな段階の乳頭状異型細胞が出現し，そのなかに悪性を示唆するといわれる IPMC も混在するので，注意してスクリーニングを行う．

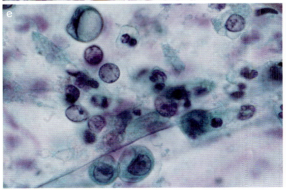
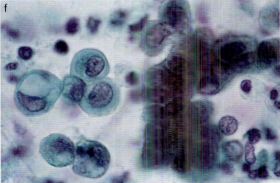

自己免疫性膵炎（autoimmune pancreatitis：AIP）

自己免疫現象を伴う炎症性疾患で，臨床病理学的に異なる2つの亜型がある．

1型：lymphoplasmacytic sclerosing pancreatitis（LPSP）
全身性のIgG4関連疾患（IgG4-related disease；IgG-RD）へと概念が発展し，AIPはIgG4-RDの膵病変と理解されている．組織所見では，高度なリンパ球・形質細胞（IgG4陽性形質細胞）浸潤，花むしろ状線維化，閉塞性静脈炎のうち，3つ以上の所見があれば1型の診断が確定する．

2型：granulocytic epithelial lesion（GEL）
膵管上皮，腺房を標的とする炎症で，好中球浸潤を伴う炎症が特徴である．なかでも膵管の上皮内，内腔に好中球浸潤をきたす像はGELとよばれ，2型AIPの所見とされる．

※ AIPは，細胞診では診断できない．したがって，細胞診の目的は膵癌の否定である．

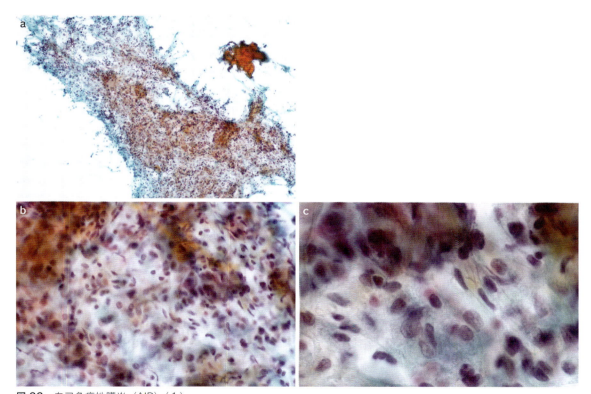

図22　自己免疫性膵炎（AIP）（1）
Pap. 染色．a：対物×10，b：対物×40，c：対物×100．
線維様間質のなかに，核異型に乏しい膵管上皮細胞を認める．N/C比も小さい．AIPでは線維様間質が豊富である．

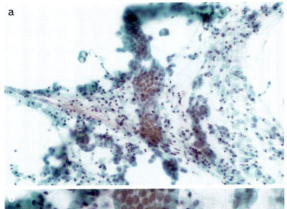

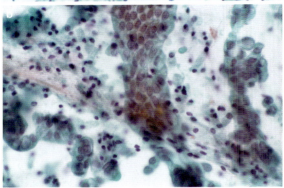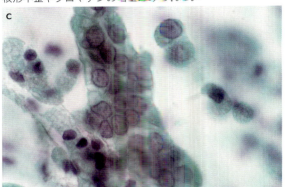

図23 自己免疫性膵炎（AIP）（2）
Pap. 染色．a：対物×10，b：対物×40，c：対物×100．
背景にはリンパ球を，上皮付近には間質を認める．軽度の核が腫大した膵管上皮細胞も認める．核は腫大しているが，核形不整やクロマチンの増量はみられない

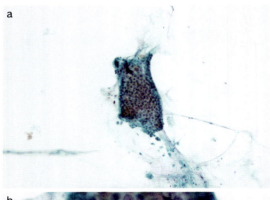

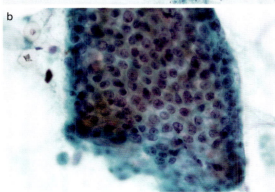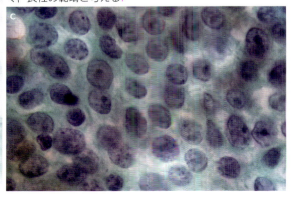

図24 IgG4関連AIP（1）
Pap. 染色．a：対物×10，b：対物×40，c：対物×100．
軽度に核が腫大した膵管上皮細胞を集塊で認める．弱拡大では重積性があるようにみえるが核間距離は均等であり，集塊が筒状になり集塊の辺縁は規直層と考える．核内所見もクロマチンは細顆粒状で軽度の増量がみられ，核小体も認めるが目立たない．核形不整や核縁の不均等な肥厚もなく，良性の範疇と考える．

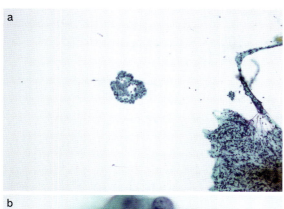

図25 IgG4関連AIP（2）
Pap.染色．a：対物×10，b：対物×100，c：対物×100．核の腫大のある核間距離が不均一な細胞が小集塊で認められる．重積性もあり，細顆粒状にクロマチンの増量も軽度にみうれる．しかし，悪性細胞とするにはN/C比は小さく，核形不整や目立つ核小体もないため，良性の範疇と考える．

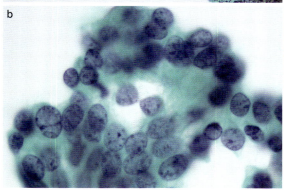
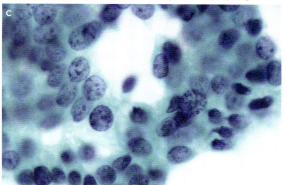

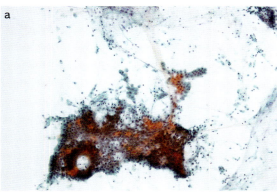

図26 IgG4関連AIP（3）
Pap.染色．a：対物×10，b：対物×40，c：対物×100．リンパ球や形質細胞を認める背景に，核の腫大のある細胞を小集塊で認める．細顆粒状にクロマチンの増量もみられ，核小体も目立ちつつあるが，悪性細胞とするにはN/C比は小さく，集塊辺縁もスムースで，核形不整もないため，良性の範疇と考える．

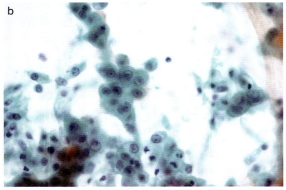
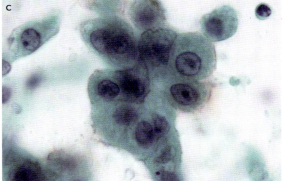

過形成

過形成とは，何らかの要因の刺激に対する正常細胞の応答として細胞増殖が起こること（組織の肥大）．悪性腫瘍の発生の段階では，正常組織—過形成（異形成）—良性腫瘍—悪性腫瘍となるが，すべての過形成（異形成）や良性腫瘍が前癌病変というわけではない．

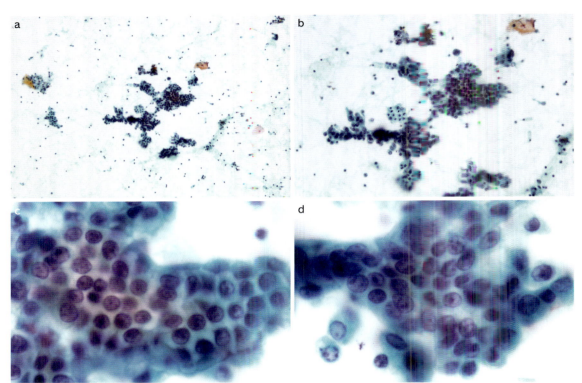

図27　過形成性変化
Pap. 染色．a：対物×10，b：対物×40，c, d：対物×100．
核が腫大した膵管上皮細胞を集塊で認める．軽度の重積性があるが，核間距離の乱れも軽度認める．核小体は認めるが目立つというわけではない．悪性と判定するにはN/C比が小さすぎ，核形不整やクロマチンの増量もない．

4章 EUS-FNA 標本作製と実践的スクリーニング，判定方法

> **腫瘤形成性膵炎**
>
> 腫瘤形成性膵炎とは，さまざまな疾患を包括する名称である．小葉間線維化を主とする慢性膵炎像を基本とし，肉芽組織，壊死，囊胞化，石灰化，線維瘢痕化など急性および慢性の膵炎の所見がさまざまな程度に混在した像を呈する．炎症性細胞浸潤は軽度であることが多い．多くはアルコール性である．

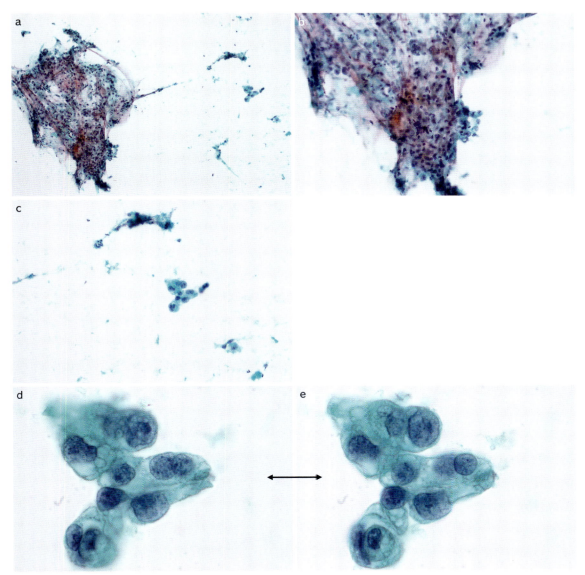

図 28　腫瘤形成性膵炎
Pap. 染色．a：対物×10, b, c：対物×40, d, e：対物×100.
間質とともに核が腫大した異型細胞を小集塊と間質内にも認める．核間距離の乱れがある．ただし，悪性と判断するにはN/C 比がわずかにまだ小さく，クロマチンの増量も軽度にとどまる．核小体も目立ってはいない．良悪の判定が困難な症例である．d, e：微動ダイヤルを動かしピントをずらしたもの．微動ダイヤルをこまめに動かし個々の細胞を詳細にみることが大事である．

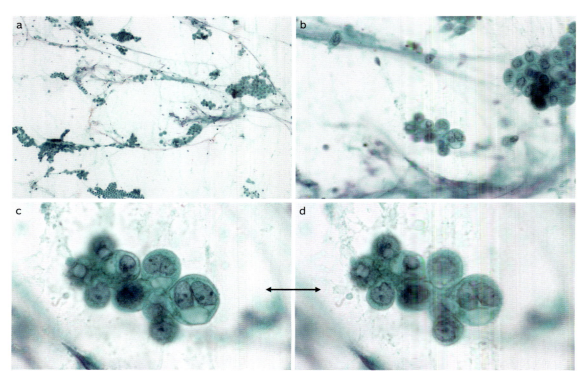

図29 腫瘤形成性膵炎
Pap. 染色. a：対物×10, b：対物×40, c, d：対物×100.
壊死などない背景に，軽度に核が大きく配列の乱れもある小集塊が認められる．核形不整もあるが，クロマチンは悪性と判定するほどの増量はみられない．核小体も目立たない．判定が非常に困難な症例である．c, d：微動ダイアルを動かしピントをずらしたもの．

腫瘤形成性膵炎と PDAC 症例の鑑別ポイント

腫瘤形成性膵炎に比べて，PDAC では N/C 比が大きく，クロマチンが微細顆粒状に増量しているため核小体が非常に目立つ．この微妙な所見の違いをとらえられるようになれば，atypical 以上の細胞を見落とさない．まずは標本全体の細胞を正常・良性異型細胞と比較しながら，目でみて記憶に残すスクリーニングを心掛ける．

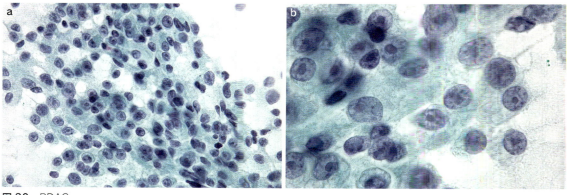

図30 PDAC
Pap. 染色. a：対物×40, b：対物×100.
核が腫大し，結合性の低下が著明で，クロマチンは細〜微細顆粒状に増量し，大きな核小体が1つ目立つ．図28，図29と比較してみてください．

膵神経内分泌腫瘍

膵神経内分泌腫瘍（pancreatic NET）は上皮性腫瘍で，全膵腫瘍の1～2％を占める．インスリノーマ，ガストリノーマ，グルカゴノーマの順に多く，その他にもまれなホルモン産生腫瘍が存在する（VIPoma, somatostatinoma）．ホルモン産生腫瘍であるため，免疫組織化学的にも確定診断が必要となる．

WHO 分類に基づいて，組織診断（Ki-67 index を算出する）により NET G1，NET G2，NET G3（NEC）の3つのグレードに分類する．細胞診断においては内分泌腫瘍の確定診断は行うが，細胞の異型度により G1 と G2 の鑑別は不可能である．しかし，G3 は背景の壊死の有無や核分裂像の出現頻度，carcinoma の判定であるため診断は可能なことが多い．

また，きわめてまれではあるが混合型の腺神経内分泌腫瘍（癌）もあり，内分泌腫瘍成分だけ認めて終了とせず，腺癌成分も標的としてスクリーニングを行う必要がある．

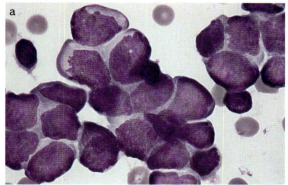
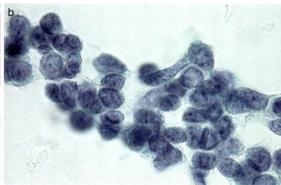
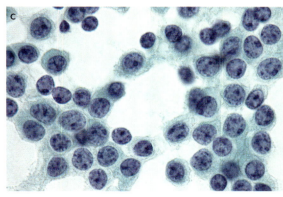

図31 NET（典型例1）
a：Hemacolor 染色，対物×40．
b～e：Pap. 染色．b：対物×100，c：対物×100，d：対物×40，e：対物×100．
核の大小不同，細顆粒状クロマチンを示す NET も少なくない．
aとbは同一症例．dとeは同一症例．

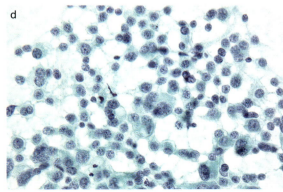
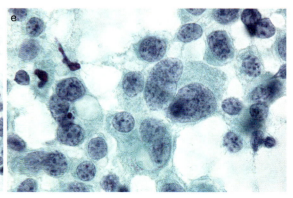

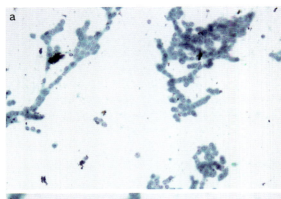

図32 NET（典型例2）
Pap. 染色．a：対物×10，b：対物×40，c：対物×100．
小型円形，N/C比の大きい異型細胞を篩型状，リボン状に，集塊，散在性に認める．モノトーナスな印象．核は類円形で，核形不整はなく，核小体が目立つ細胞もある．クロマチンは砂粒状・ごま塩状（salt and pepper）である．

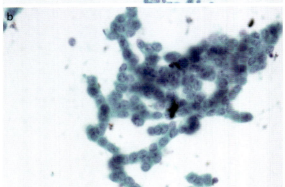
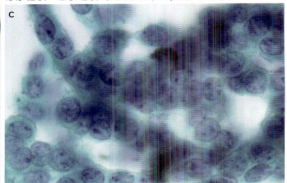

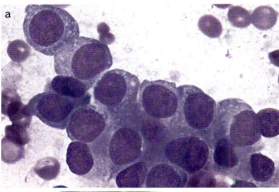

図33 多種多様なNET（非典型例1）
a：Hemacolor染色，対物×100．b：Pap.染色，対物×100．c：クロモグラニン染色（陽性），対物×100．
NETのクロマチンは，salt and pepper状ばかりではない．細顆粒状のクロマチンが充満しているもの，細顆粒状のクロマチンが不規則な分布をしていて核小体がみえるものもある．
細胞の結合性が緩く，散在性にも認める．細胞質も広く，核の偏在性と核小体が目立ち，ACC（腺房細胞癌）との鑑別を要する症例である．

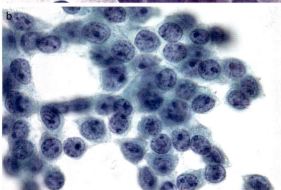
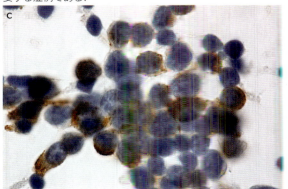

4章 ELS-FNA 標本作製と実践的スクリーニング，判定方法

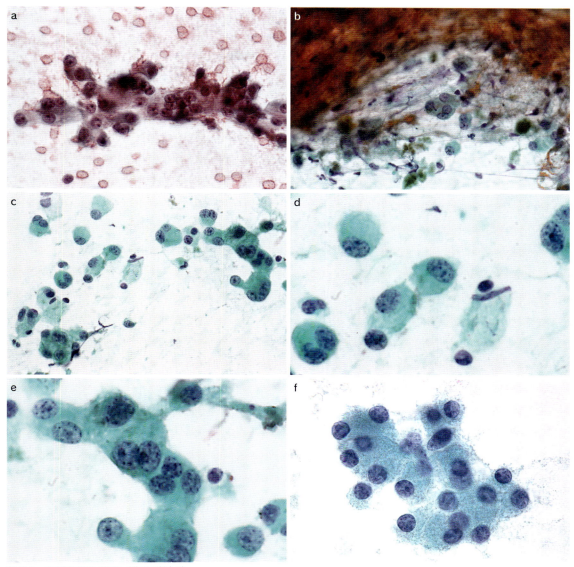

図34　多種多様な NET（非典型例2）
a：Shorr 染色，対物×10．b，c：Pap. 染色，対物×40．d～f：Pap. 染色，対物×100．
NET 典型例に比べ細胞質が広く，核小体も存在するが ACC（腺房細胞癌）のように大きく明瞭ではない．ACC と鑑別を要する NET である．

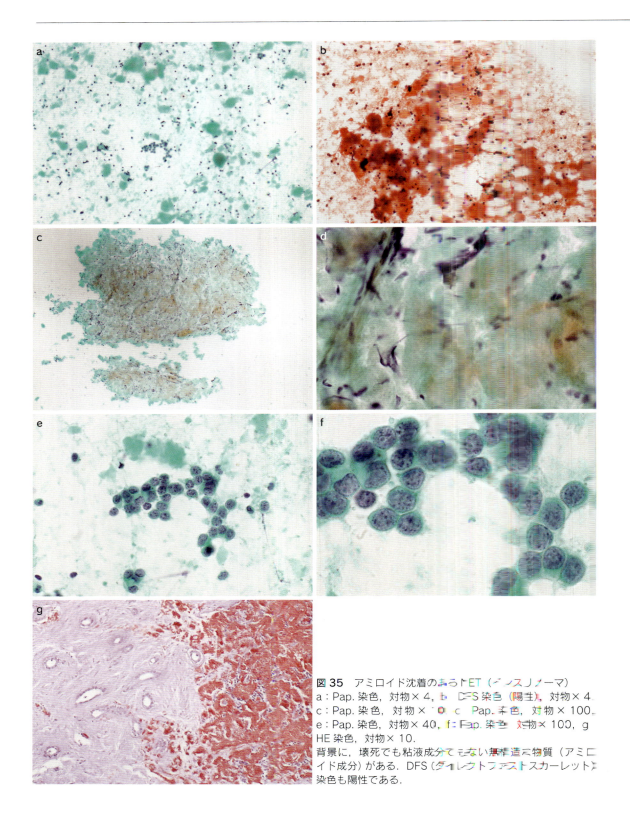

図35 アミロイド沈着のあるET（インスリノーマ）
a：Pap. 染色，対物×4，b：DFS染色（陽性），対物×4
c：Pap. 染色，対物×10，d：Pap. 染色，対物×100.
e：Pap. 染色，対物×40，f：Pap. 染色，対物×100，g：HE染色，対物×10.
背景に，壊死でも粘液成分でもない無構造な物質（アミロイド成分）がある．DFS（ダイレクトファストスカーレット）染色も陽性である．

4章 EUS-FNA 標本作製と実践的スクリーニング，判定方法

> **多発性内分泌腺腫（multiple endocrine neoplasm：MEN）1**
>
> 膵神経内分泌腫瘍，下垂体腺腫，副甲状腺腺腫，副腎皮質腫瘍など多発性の内分泌腫瘍を発生する．MEN1 の機能性の NET では，ガストリノーマの頻度が高い．

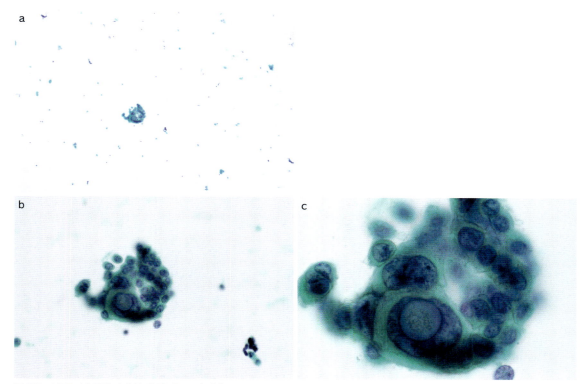

図36 NET（多発性内分泌腺腫（MEN）例）
Pap. 染色．a：対物×10，b：対物×40，c：対物×100．
大きな異型細胞（giant cell）は内分泌腫瘍で認めることがある．giant cell は膵管癌でもみられるが，SPN（solid-pseudopapillary neoplasm），ACC（膵腺房細胞癌）ではみられない．

腺房細胞癌（acinar cell carcinoma：ACC）

膵外分泌酵素を分泌する腫瘍である．上皮性腫瘍の1〜2%程度で，小児の膵腫瘍では15%を占める．予後は比較的良好である．
典型例では，小型で好酸性の細胞質に（腺）房状に管状構造を示す．PDAC症例に比較して，核形不整や大小不同に乏しく，核小体が明瞭なのが特徴である．非典型例では，小型円形異型細胞，特にNETと非常に類似した症例もある．

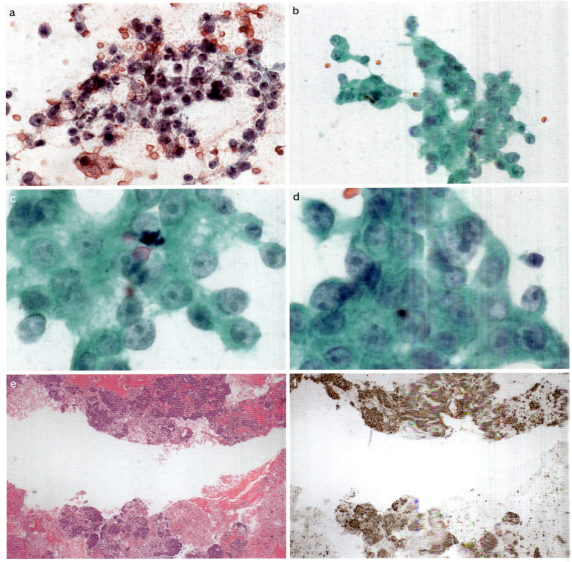

図37 腺房細胞癌（ACC）
a：Shorr染色，対物×10，b：Pap.染色，対物×10，c, d：Pap.染色，対物×100，e：HE染色，対物×4，f：BCL10染色（陽性），対物×10．
小型類円形の核が腫大した異型細胞が平面的に出現している．間質を軸に腫瘍が増生しているような部分もある．核間距離の乱れあり．核は偏在傾向で，クロマチンは細顆粒状である．核小体は明瞭である．

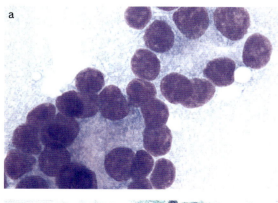
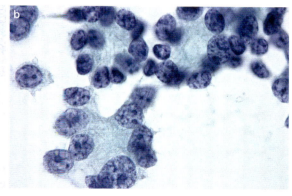
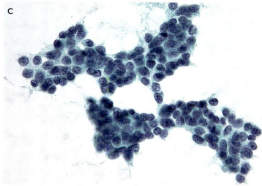

図38　多種多様なACC
a：Hemacolor染色，対物×100．b：Pap.染色，対物×100．a，bは同一症例（非典型例1）．
c：Pap.染色，対物×40（非典型例2）．
a，b：ロゼット形成をなし，クロマチンは粗顆粒状である．核小体は大きく有するが目立たない．NETと鑑別を要する．
c：細胞質は狭く，細顆粒状のクロマチンを有する．核小体を有するが目立たない．NETと鑑別を要する．

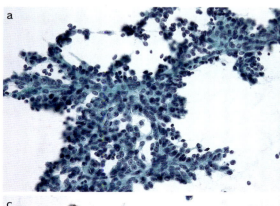
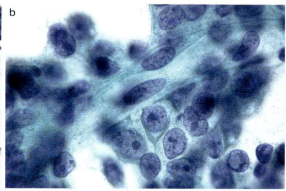
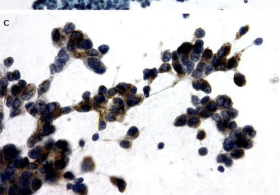

図39　多種多様なACC（非典型例3）
a：Pap.染色，対物×40．b：Pap.染色，対物×100．
c：α_1-antichymotrypsin染色（陽性），対物×40．
a，b：間質と一部の核小体が目立つ．
典型的なACCに比べると，細胞の出現様式，細胞質の形態は非典型的だが，核小体は大きく明瞭である．

腺・扁平上皮癌

膵癌の2％を占める．1つの腫瘍内に腺癌と扁平上皮癌の成分が認められる腫瘍である．通常型膵管癌より予後が若干悪いため，日頃から腺癌成分を確認しただけでスクリーニングを終了してはいけない．また，角化型＝高分化型（オレンジ好性）の扁平上皮癌だけでなく非角化型＝低分化型（ライトグリーン好性）の扁平上皮癌のみの出現もあるということも念頭においてスクリーニングを行う．

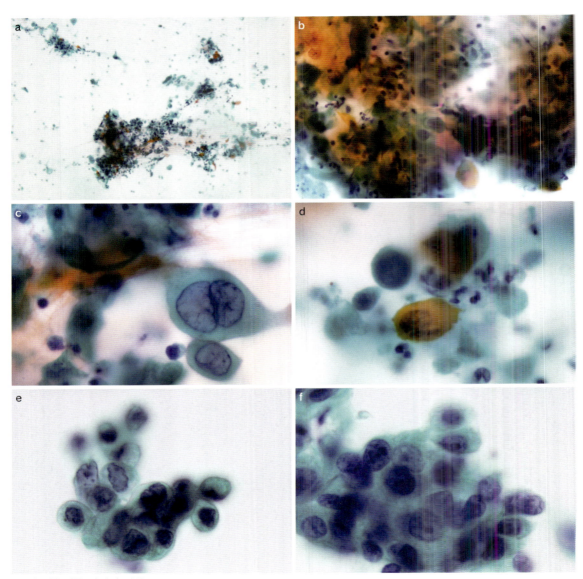

図40　腺・扁平上皮癌（1）
Pap. 染色．a：対物×10，b：対物×40，c～f：対物×100.
扁平上皮癌（a～d）：壊死性背景に角化型，非角化型の核が腫大した異型細胞を孤立散在性に認める．角化した異型細胞は奇形，2核である．非角化型の異型細胞も，2核や核形不整で粗剛な所見を呈する．
腺癌（e，f）：核が腫大し偏在傾向を示す異型細胞を小集塊で認める．核形不整があり，クロマチンは微細顆粒状に増量している．

4章 EUS-FNA 標本作製と実践的スクリーニング，判定方法

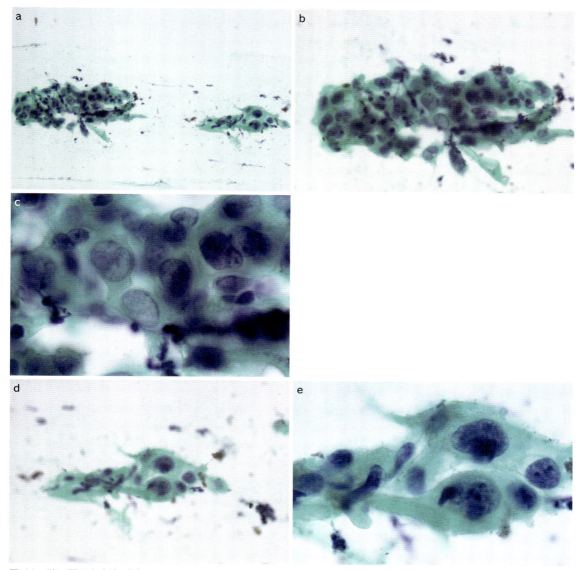

図41　腺・扁平上皮癌（2）
Pap. 染色，a：対物×10，b：対物×40，c：対物×100，d：対物×40，e：対物×100.
壊死性背景に，ライトグリーン好性の異型細胞をシート状の集塊で認める．細胞は多辺形で核は中心性のものが多い．核は大小不同があり，クロマチンは細顆粒状に増量している．非角化型扁平上皮癌細胞である．

77

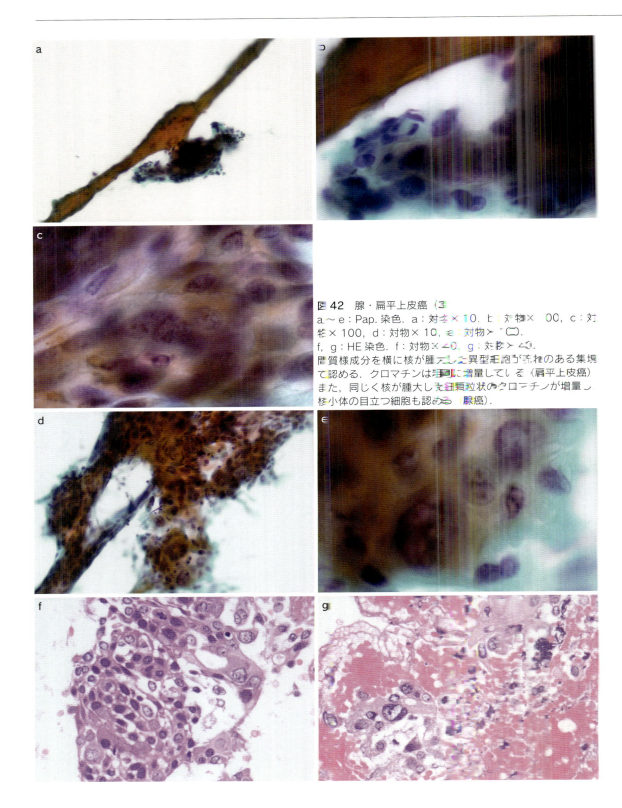

図42 腺・扁平上皮癌（3
a〜e：Pap.染色．a：対物×10，b：対物×100，c：対物×100，d：対物×10，e：対物×100．
f, g：HE染色．f：対物×40．g：対物×40．
間質様成分を横に核が腫大した異型細胞が流れのある集塊て認める．クロマチンは細顆粒状に増量している（扁平上皮癌）．また，同じく核が腫大し粗顆粒状のクロマチンが増量し核小体の目立つ細胞も認める（腺癌）．

4章 EUS-FNA 標本作製と実践的スクリーニング，判定方法

solid-pseudopapillary neoplasm（SPN）

膵外分泌腫瘍の 0.9～2.7％，膵臓嚢胞性腫瘍の 5％ に発生するまれな腫瘍である．malignant potential を有し，若年女性に好発するが，高齢男性の報告もある．
細胞診では，（壊死性）出血性背景，毛細血管性の間質を軸にした乳頭状腫瘍，小型類円形の均一な異型細胞が認められる．免疫染色として，vimentin，βカテニン（核と細胞質）も陽性となる．

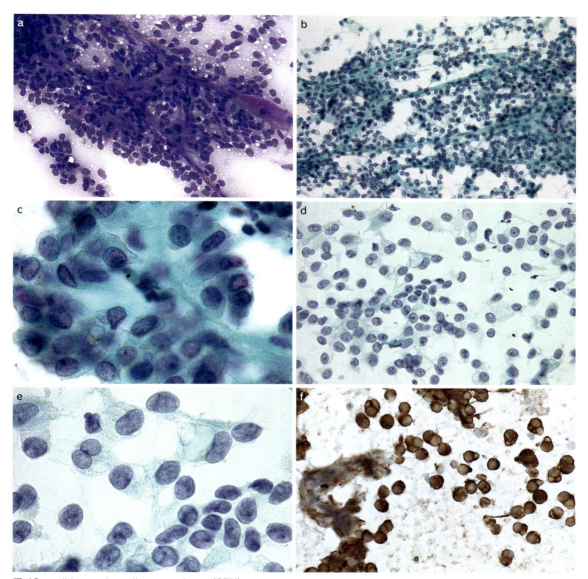

図 43 solid-pseudopapillary neoplasm（SPN）
a：Hemacolor 染色，対物×20，b：Pap. 染色，対物×20，c：Pap. 染色，対物×100，d：Pap. 染色，対物×40，e：Pap. 染色，対物×100，f：vimentin（陽性），対物×40．b，c，d では，血管性間質を軸に腫瘍細胞をみる．間質細胞とともに，小型で円形核を有する異型細胞を認める．細胞質はレース状で，細顆粒状のクロマチンが充満している．（毛細）血管性間質が特徴的で，血管性間質を軸に腫瘍細胞が充実性に増生している．

79

パラガングリオーマ

発生源から，神経内分泌腫瘍の一種と考えられている．上皮様細胞が小胞巣状に増殖する．細胞境界は不明瞭で，配列に規則性がなく，鋳型状，ロゼット状集塊も認める．細胞質にレース状にもみえる．クロマチンは salt and pepper 状にもみえて，NET との鑑別を要する．EUS-FNA の検体では，腫瘍の一部分の採取材料のみの評価になり，免疫染色をしてもクロモグラニン，シナプトフィジンも陽性になるため，術前は NET と診断されることも少なくない．

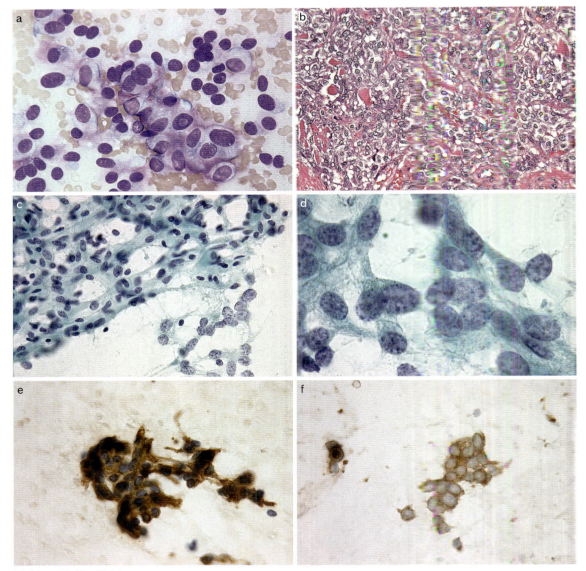

図44 パラガングリオーマ
a：Hemacolor 染色，対物×40，b：HE 染色，対物×40，c：Pap. 染色，対物×40，d：Pap. 染色，対物×100，e：chromogranin A 染色（陽性），対物×40，f：synaptophysin 染色（陽性），対物×40
細胞質がレース状で，紡錘形，類円形などの形で出現する．ときに核の大小不同も認めるが，クロマチンの性状はすべて同じである．検体が少数の時や裸核が多い時，小さな集塊でしか認められない時は NET と非常に類似することもある

小型円形細胞よりなる腫瘍の細胞学的鑑別

神経内分泌腫瘍（NET），腺房細胞癌（ACC），SPN，パラガングリオーマは，典型例であれば細胞の鑑別はそれほどむずかしくはない．しかし，日常の検査では，N/C比が大きく，小型の（類）円形異型細胞が多く採取され，背景には間質成分があり，クロマチンは細顆粒状の細胞が多く，上記の4種の腫瘍の鑑別がむずかしいことも多々あるため，免疫染色を実施する必要がある．

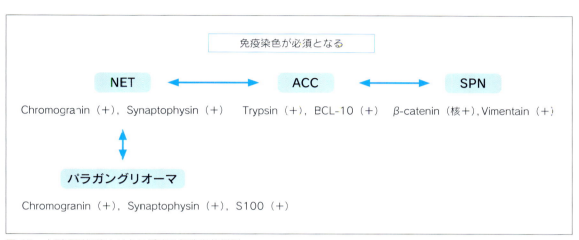

図45 小型円形細胞よりなる腫瘍の細胞学的鑑別

表1 小型円形細胞よりなる腫瘍の細胞学的鑑別

	神経内分泌腫瘍（NET）	腺房細胞癌（ACC）	SPN	パラガングリオーマ
細胞像				
腫瘍構成	小集塊，散在性	腺房構造がある	毛細血管周囲に充実 散在性	結合織性間質が豊富で上皮様細胞は小胞巣状
細胞質	微細顆粒状で類円形	泡沫状〜顆粒状	泡沫状で多角形，空胞	泡沫状で多角形
核形 クロマチン	円形〜類円形 顆粒状	円形〜類円形 粗顆粒状	類円形〜楕円形 微細顆粒状	類円形〜楕円形 微細顆粒状
免疫染色	Synaptophysin（＋） ChromograninA（＋）	Synaptophysin（−） Chromogranin A（±） Trypsin（＋） BCL-10（＋）	Synaptophysin（±） Chromogranin A（−） Vimentin（＋） β-catenin（核＋）	Synaptophysin（＋） Chromogranin A（＋） S100 一部（＋）

退形成癌

従来は未分化癌という表記であった．上皮への分化を示さない腫瘍であり，膵臓の上皮のどこからも発生する可能性があるが，ほとんどが膵管由来と考えられている．退形成癌には多形細胞型，紡錘細胞型，破骨型多核巨細胞を伴う退形成癌の亜型がある．

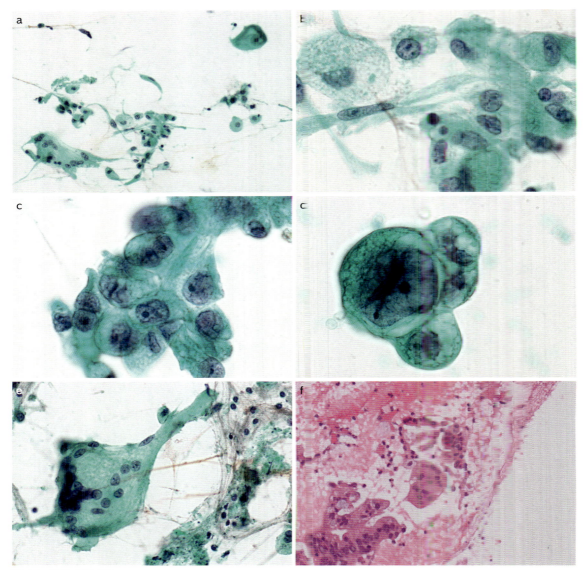

図46　退形成癌（1）
a：Pap. 染色，対物×10，b：Pap. 染色，対物×40，c，d：同症例に出現した悪性細胞．Pap. 染色，対物×100，e：Pap. 染色，対物×40，f：HE 染色，対物×40．
奇妙な形をした異型細胞，多核の大きな細胞を認める（a，b）．核が腫大した異型細胞が小集塊や孤在性に認められ，核偏在傾向を示し，クロマチンの性状から腺癌とわかる（c，d）．また，分化傾向が不明瞭な紡錘形や奇妙な形をした細胞とともに，多核の細胞を認める．多核の細胞は破骨型の多核巨細胞であり，これ自体は悪性細胞ではなく，免疫染色を施行すれば CD68 が陽性となる（e）．

4章 EUS-FNA 標本作製と実践的スクリーニング，判定方法

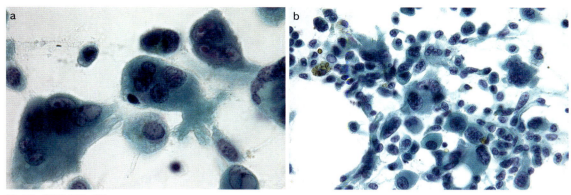

図47 退形成癌（2）
Pap. 染色．a：対物×100，b：対物×40．
非常に異型が強い．腺癌の一部が退形成変化をきたした症例である．

腎癌（RCC）膵転移例

転移性膵臓腫瘍には，腎癌，肺癌，乳癌，悪性リンパ腫などこれらの転移があるが，腎癌はそのなかでも頻度が高い．

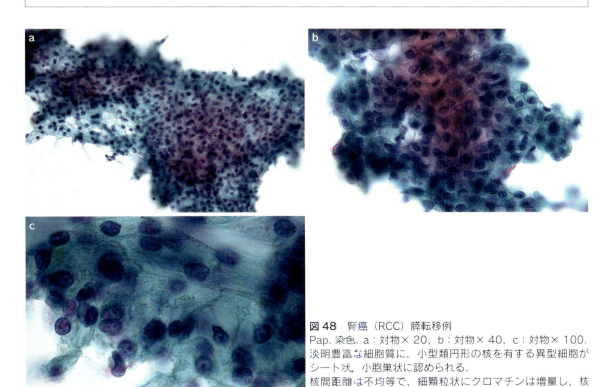

図48 腎癌（RCC）膵転移例
Pap. 染色．a：対物×20，b：対物×40，c：対物×100．
淡明豊富な細胞質に，小型類円形の核を有する異型細胞がシート状．小胞巣状に認められる．
核間距離は不均等で，細顆粒状にクロマチンは増量し，核小体も目立つ．

83

悪性リンパ腫

病変が膵臓を中心に広がっている場合，膵悪性リンパ腫という．組織型の多くはびまん性の大細胞型 B 細胞性リンパ腫であるが，未分化大細胞型リンパ腫，粘膜関連リンパ組織（MALT）リンパ腫や T 細胞性リンパ腫もある．MALT リンパ腫や T 細胞性リンパ腫では，異型が弱く診断に苦慮する例もある．

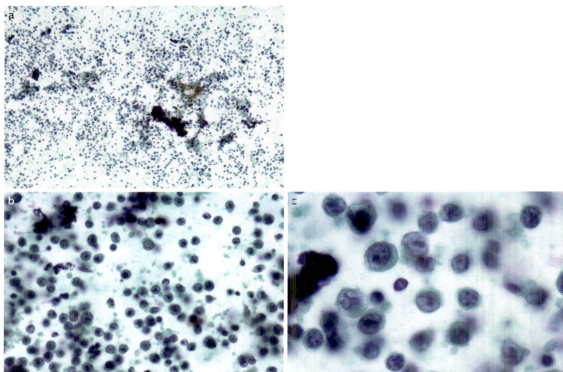

図49　膵癌原発悪性リンパ腫（1）
Pap. 染色．a：対物×10, b：対物×40, c：対物×100.
標本は，モノトーナスな小型の細胞ばかりの印象である．上皮性結合の細胞はなく，N/C 比の非常に大きいリンパ球ばかりである．対物×100でみると，核形不整もあり，クロマチンは粗顆粒状に増量し，核小体も目立つ．

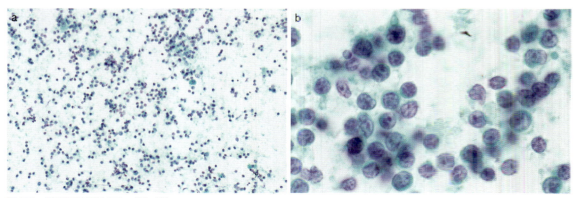

図50　膵癌原発悪性リンパ腫（2）
Pap. 染色．a：対物×20, b：対物×100.
本症例では核形不整があり，核小体も目立つ．

縦隔

縦隔リンパ節

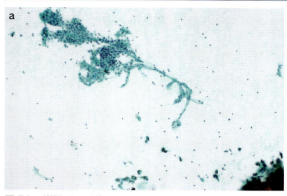 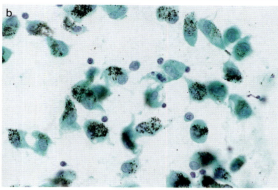

図51　縦隔リンパ節
Pap. 染色．a：対物×10，b：対物×40．
類上皮細胞とともに，炭粉を貪食している組織球を大量に認めることがある．

サルコイドーシス

乾酪壊死を伴わない類上皮細胞肉芽腫が形成される肉芽腫性疾患である．リンパ節，肺，皮膚，眼，心臓，筋肉などの全身性の疾患であり，肺門，縦隔リンパ節に病変を伴うことが多い．
細胞診でサルコイドーシスを疑う所見は，背景には壊死がなくリンパ球がみられ，類上皮細胞を認める．類似した所見の疾患に結核症がある．結核症なら背景に同じくリンパ球，そして類上皮細胞があり，加えて壊死物質を伴いラングハンス型巨細胞も認められる．

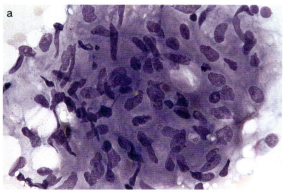 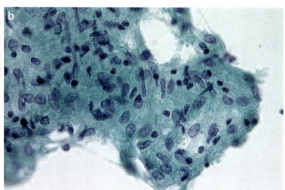

図52　サルコイドーシス
a：Hemacolor 染色，対物×40，b：Pap. 染色，対物×40．
背景にリンパ球を認め，壊死を伴わない．細胞境界はわかりにくいが，楕円形核，紡錘形核を有する類上皮細胞を認める．類上皮細胞は核内が明るくみえる．

結核症

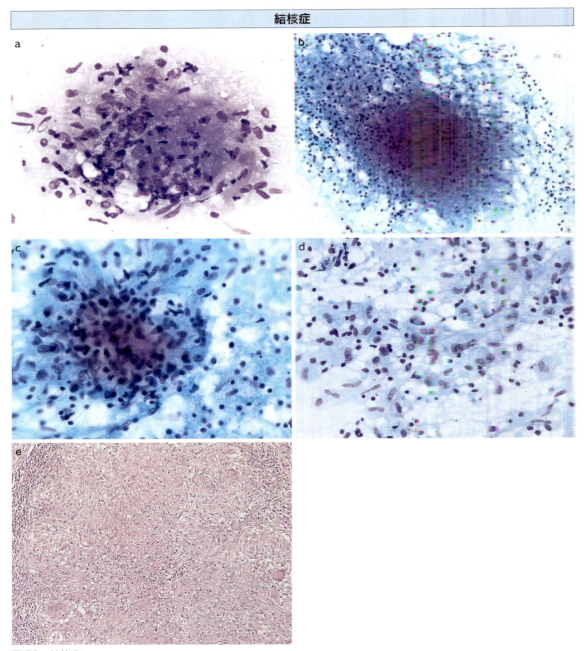

図53 結核症
a：Hemacolor 染色，対物×40.
b〜d：Pap. 染色．b：対物×10，c：対物×40，d：対物×40.
e：HE 染色，対物×10.
広範な乾酪壊死巣を囲んで類上皮細胞（クロマチンは細顆粒状で一様である．核の中が明るい印象）と，一部にラングハンス巨細胞からなる肉芽腫の形成がみられる．その周囲を小リンパ球が囲む．乾酪壊死のみられない類上皮肉芽腫も存在する．その場合はサルコイドーシスとの鑑別を要する．チールネルゼン染色を行っても菌体を認めない場合もある．

4章　EUS-FNA標本作製と実践的スクリーニング，判定方法

神経鞘腫

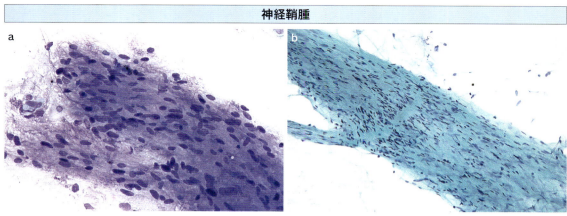

図54　神経鞘腫（シュワノーマ）（1）
a：Hemacolor染色，対物×10，b：Pap.染色，対物×10.
多くは集塊で類円形～細長い核を有する異型細胞を認める．N/C比は小さく，核密度は低い．細胞集塊の端は毛羽立つように細胞質がほぐれている．個々の細胞は紡錘型が多い（p.96参照）．

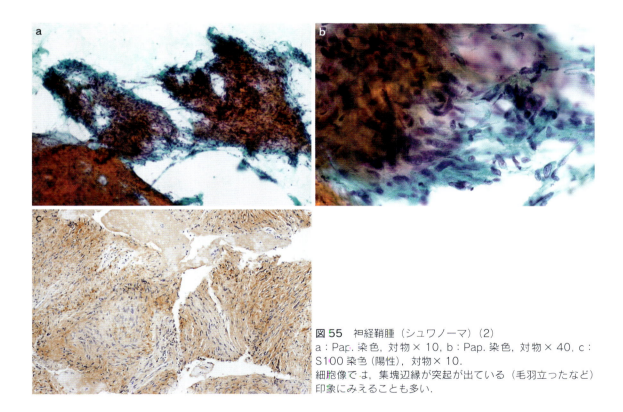

図55　神経鞘腫（シュワノーマ）（2）
a：Pap.染色，対物×10，b：Pap.染色，対物×40，c：S100染色（陽性），対物×10.
細胞像では，集塊辺縁が突起が出ている（毛羽立ったなど）印象にみえることも多い．

87

転移性腫瘍

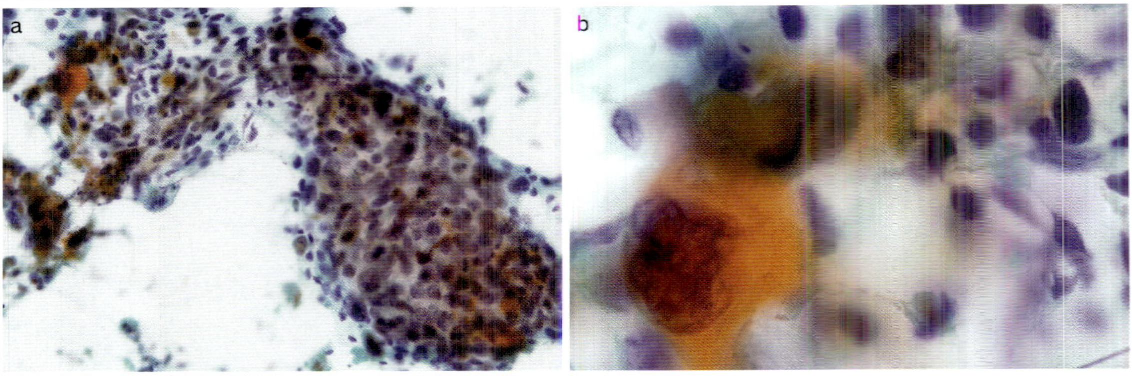

図56 肺（角化型）扁平上皮癌 縦隔転移
Pap. 染色．a：対物×10，b：対物×100．
核が腫大した異型細胞の集塊が，核だけみると流れるような形でみられる．クロマチンは粗～細顆粒状であり，角化した異型細胞もあり，角化型扁平上皮癌と診断できる．

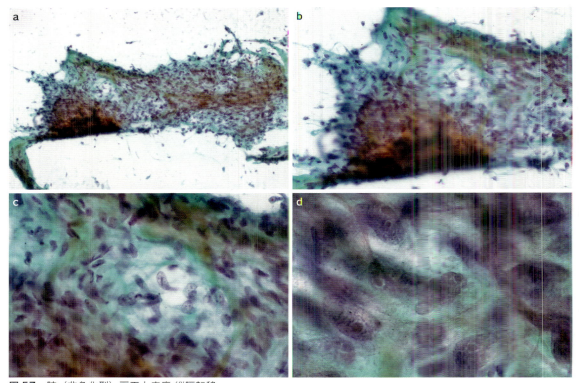

図57 肺（非角化型）扁平上皮癌 縦隔転移
Pap. 染色．a：対物×10，b：対物×20，c：対物×40，d：対物×100．
間質様成分とともに，長楕円形や紡錘型の核（裸核が多い）を有する異型細胞を認める．核だけみると流れるような印象があり，扁平上皮の組織像を想定できる．クロマチンは粗造で核小体は目立つので，扁平上皮癌と診断できる．

4章 EUS-FNA 標本作製と実践的スクリーニング，判定方法

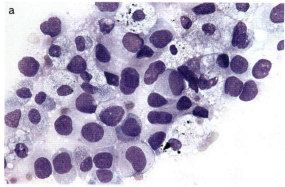

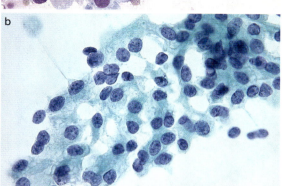
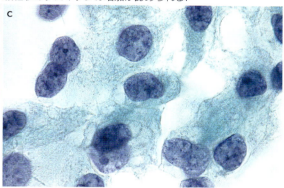

図58 肺腺癌 縦隔転移
a：Hemacolor 染色，対物×40，b：Pap. 染色，対物×40，
c：Pap. 染色，対物×100．
結合性の低下があり，平面的ではあるが一部腺腔も残存する．
腺癌の特徴として，核は偏在し，核小体は目立ち，細〜微細顆粒状のクロマチンの増加が認められる．

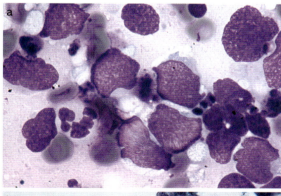

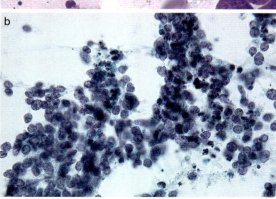
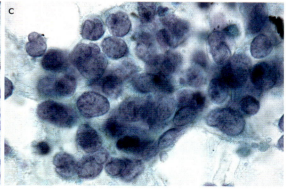

図59 肺小細胞癌 縦隔転移
a：Hemacolor 染色，対物×100，b：Pap. 染色，対物×40　c：Pap. 染色，対物×100．
小型で細胞質に乏しく，細胞の境界が不明瞭である．核の相互圧排像や密に詰まった細顆粒状のクロマチン，かつ核小体に目立たないのが小細胞癌の特徴といえる．

89

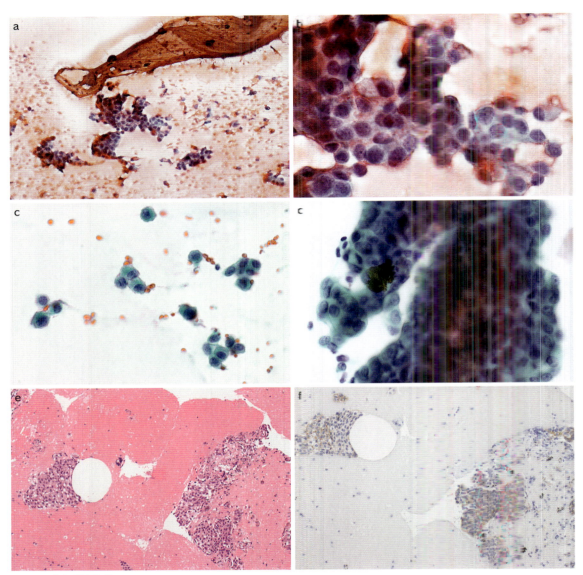

図60　乳癌 縦隔転移
a, b：Shorr 染色, a：対物×10, b：対物×40.
c, d：Pap. 染色, c：対物×40, d：対物×40.
e：HE 染色, 対物×10. f：HER2 染色（陽性）, 対物×10.
結合性が緩い細胞と，結合性のある不規則な配列を示す大小の細胞集塊を認める．N/C 比も大きく，クロマチンの増量がみられる．HER2 陽性症例であった．

腹腔内リンパ節

悪性リンパ腫

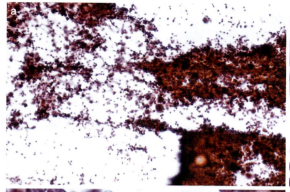
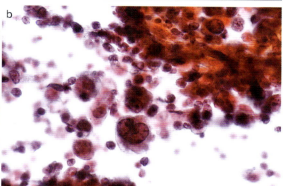
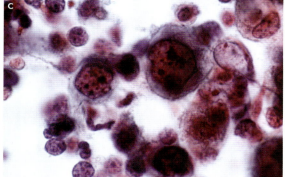

図61 悪性リンパ腫
Shorr 染色．a：対物×10，b：対物×40，c：対物×100．
Pap. 染色．d：対物×10，e：対物×100，f：対物×40，g：対物×100，mirror image.
間質もあるが，N/C 比の大きい中型＞大型＞小型の異型細胞が散在性に出現している．核は2核（mirror image）や核形不整もあり，1つの核を有する異型細胞は偏在している．核小体も目立つ．低分化な腺癌との鑑別も考慮するが，中型，小型の異型細胞をみるとリンパ腫と判定できる．

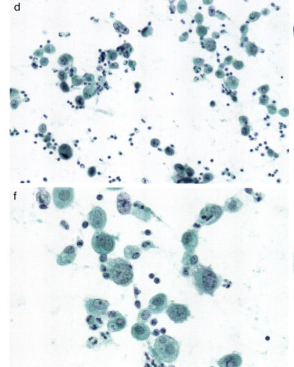
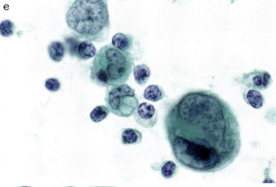
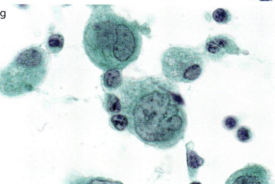

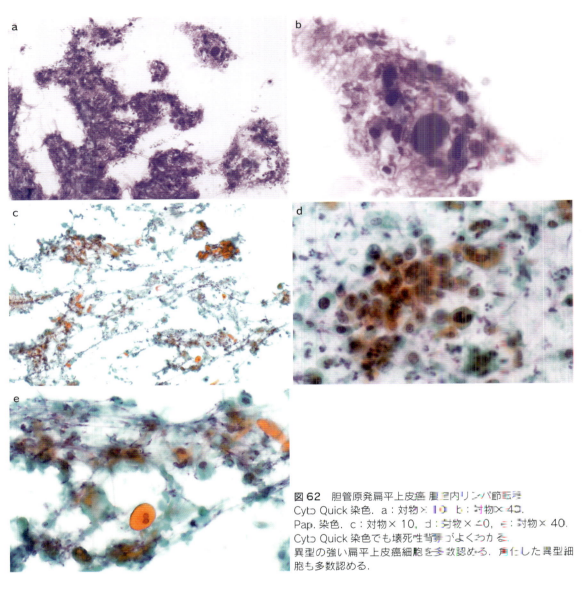

図62 胆管原発扁平上皮癌 腹腔内リンパ節転移
Cyto Quick染色. a：対物×10, b：対物×40.
Pap.染色. c：対物×10, d：対物×20, e：対物×40.
Cyto Quick染色でも壊死性背景がよくわかる.
異型の強い扁平上皮癌細胞を多数認める. 角化した異型細胞も多数認める.

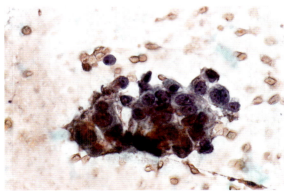

図63 食道原発腺癌 腹腔内リンパ節転移（?）
Shorr染色, 対物×40.
悪性細胞とわかるが, 組織型の鑑別がむずかしい症例である. 核の偏在と微細顆粒状クロマチンの増量とともに, 大きな核小体が1つ目立つので, 腺癌と考える.

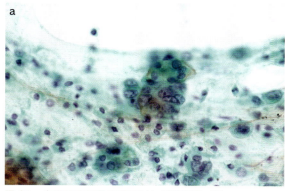 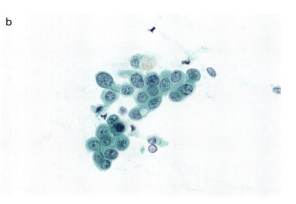

図64 食道原発腺癌 腹腔内リンパ節転移（2）
a, b：Pap. 染色, 対物×40.
悪性細胞とわかるが, 組織型の鑑別がむずかしい症例である. 核の偏在と微細顆粒状のクロマチンの増量とともに, 大きな核小体が1つ目立つので, 腺癌と考える.

消化管粘膜下

GIST

消化管粘膜の穿刺では，（狭義の）消化管間質腫瘍（gastrointestinal stromal tumor：GIST），シュワノーマ（神経鞘腫），平滑筋腫，異所性膵，carcinoma，NET，悪性リンパ腫などの症例に遭遇するが，（狭義の）GISTの頻度が高い．腫瘍の組織の鑑別にはc-kit，S100，α-SMAなど，悪性度の指標にはKi-67の免疫染色を必要とするため，免疫染色が可能な組織量が必要となる．

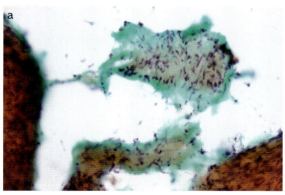 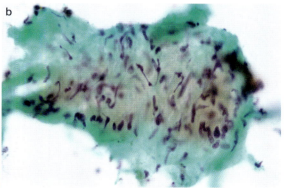

図65 胃粘膜下腫瘍（GIST）紡錘型（1）
Pap. 染色. a：対物×10, b：対物×40.
狭義のGISTでは，細胞質が境界不明瞭な細胞集塊で出現し，紡錘型の核を有する例が多いが，類円形を有する類上皮型のタイプもある．核密度は高く，クロマチンは粗造のものが多い．核分裂像（−）の所見においても，核分裂像の有無や割合を細胞所見として記載する．c-kit変異がある場合には，必ずDOG-1の免疫染色も施行する（6章参照）．

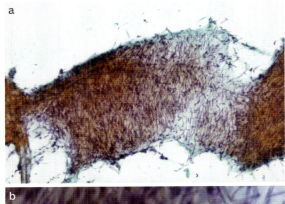

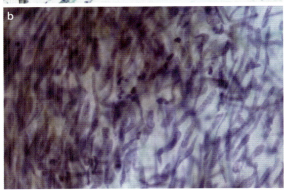
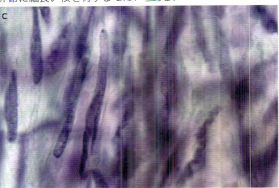

図66 胃粘膜下腫瘍（GIST）、紡錘型（2）
Pap.染色．a：対物×10，b：対物×40，c：対物×100．
非常に細長い核を有するGISTもある．

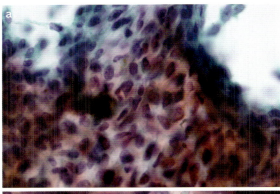

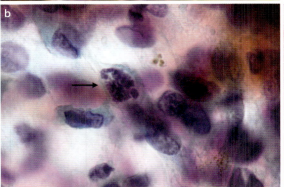
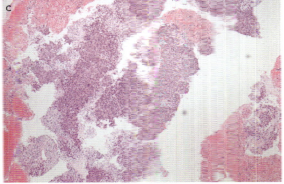

図67 胃粘膜下腫瘍（GIST）、類上皮型（1）
a：Pap.染色，対物×40，b：Pap.染色，対物×100，c：HE染色，対物×10．
紡錘型のみでなく，類上皮様に類円形・楕円形状を有するGISTもある．核分裂像がみられる症例である．

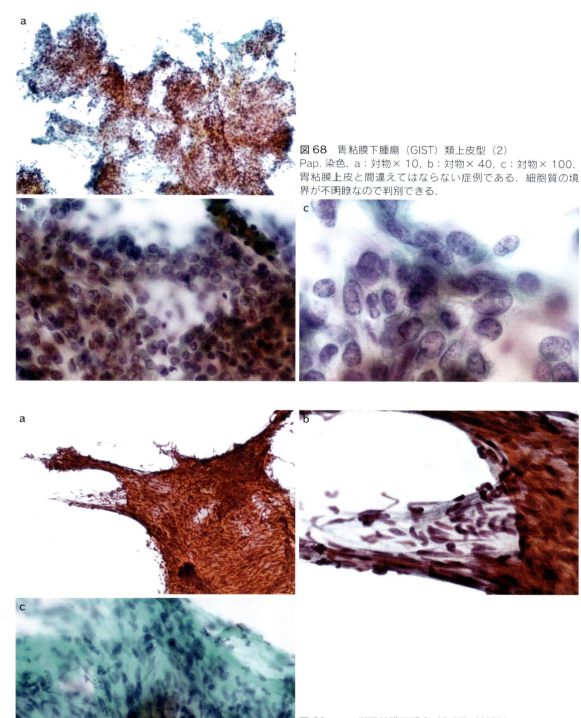

図68 胃粘膜下腫瘍（GIST）類上皮型（2）
Pap. 染色. a：対物×10, b：対物×40, c：対物×100.
胃粘膜上皮と間違えてはならない症例である．細胞質の境界が不明瞭なので判別できる．

図69 —二指腸粘膜下腫瘍（GIST）紡錘型
a：Shorr 染色，対物×10, b：Shorr 染色，対物×40, c：Pap. 染色，対物×40.
GIST は，胃，十二指腸，他の消化管でもほとんどが同じ細胞所見を呈する．核分裂像は認められない．

神経鞘腫（シュワノーマ）

シュワン細胞からなる，硬い印象の腫瘍である．
細胞質が突起を有し，線維状に増殖している．細胞質境界は不明瞭で，腫瘍細胞の核は紡錘形～楕円形を呈する．細胞密度が高い Antoni A 型，細胞成分が少ない Antoni B 型がある．検体に非常に硬い組織が多く，FNA 採取困難なこともある．

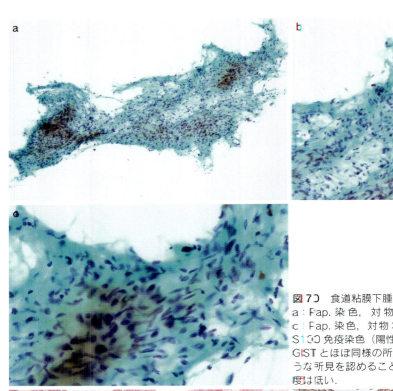

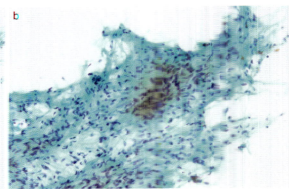

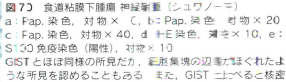

図70 食道粘膜下腫瘍 神経鞘腫（シュワノーマ）
a：Pap. 染色，対物×10，b：Pap. 染色，対物×20
c：Pap. 染色，対物×40，d：HE 染色，対物×10，e：
S100 免疫染色（陽性），対物×10
GIST とほぼ同様の所見だが，細胞集塊の辺縁がほぐれたような所見を認めることもある．また，GIST に比べると核密度は低い．

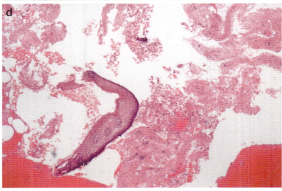

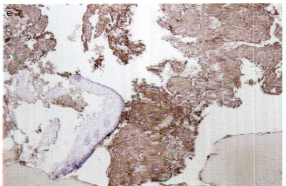

4章　EUS-FNA 標本作製と実践的スクリーニング，判定方法

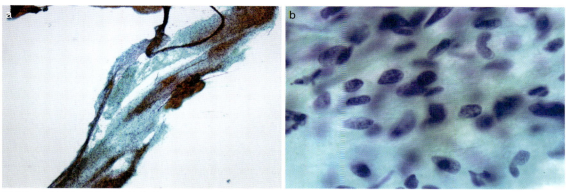

図71　胃粘膜下腫瘍　神経鞘腫（シュワノーマ）
Pap. 染色．a：対物×4，b：対物×100．
核は類円形のものが多いが，核密度は GIST に比べると低い．

平滑筋腫

消化管粘膜下には既存の平滑筋が存在するため，EUS-FNA の生検のみでは既存の平滑筋と平滑筋腫との確実な鑑別を行うことは不可能である．

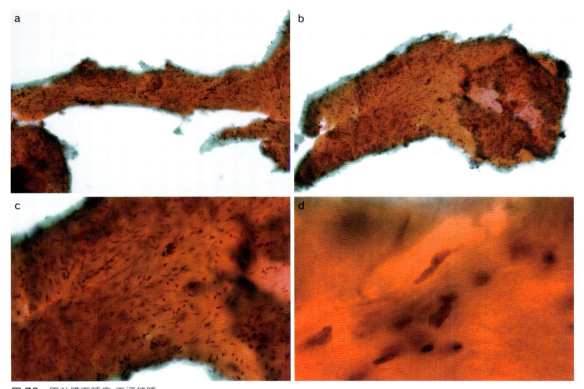

図72　胃粘膜下腫瘍　平滑筋腫
Pap. 染色．a：対物×10，b：対物×10，c：対物×40，d：対物×100．
GIST とほぼ同様の所見だが，細胞集塊の辺縁に丸みがあり，細胞質は薄い．GIST より集塊の結合性も強く，核密度は低い．

異所性膵

組織学的には正常な膵臓と同じではあるが、核の腫大を伴うこともある。生主部位は胃に多く、次に十二指腸である。異所性膵による膵炎や癌化の報告もある。

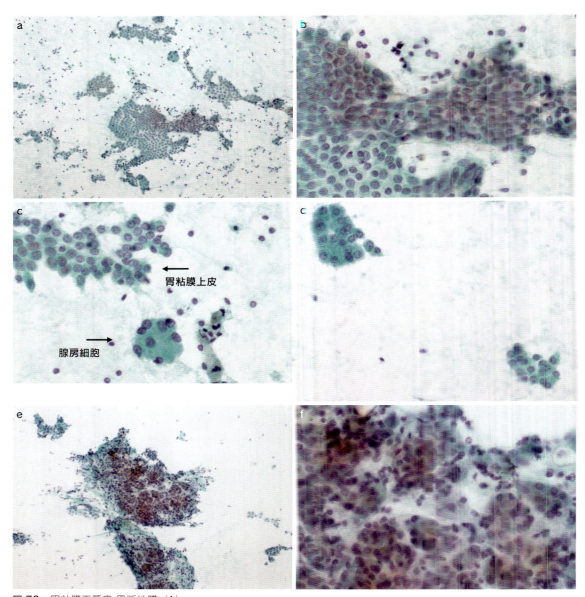

図73　胃粘膜下腫瘍　異所性膵（1）
Pap. 染色．a：対物×10, b：胃粘膜上皮（穿刺ルート上皮）対物×40, c：胃粘膜上皮（穿刺ルート上皮）と腺房細胞，対物×40, d：核の異型に乏しい腺房細胞，対物×40, e：背景と（間質内）腺房細胞，対物×10, f：対物×40．
胃粘膜下の穿刺で，背景には穿刺ルートの粘膜上皮がみられ，間質とともに核の異型に乏しい膵臓腺房細胞を認める．核の腫大はあり核小体も明瞭にみられ，核間距離も軽度の乱れにあるが，クロマチンは増量せられず，良性の範疇である．

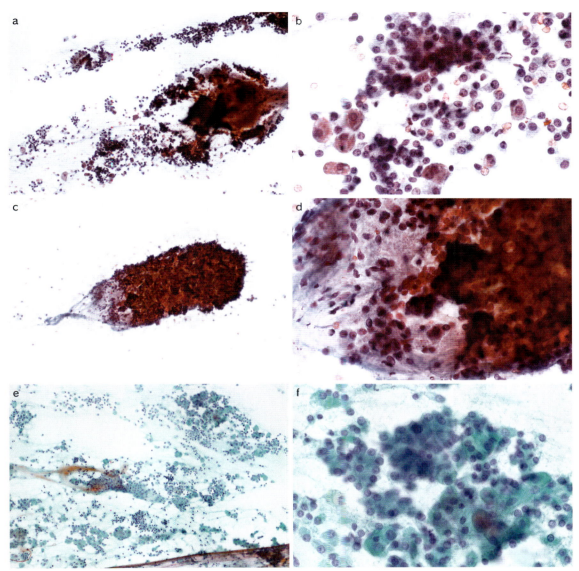

図74 胃粘膜下腫瘍 異所性膵〔2〕
Shorr 染色. a:対物×10, b:対物×40, c:対物×10, d:対物×40.
Pap. 染色. e:対物×10, f:対物×40.
間質成分とともに, 異型のない腺房細胞がみられる. 結合性が緩いこともある.

グロームス腫瘍

グロームス腫瘍は四肢末端に好発し,消化器官,胃原発は非常にまれである.
壊死,炎症性背景はなく,間質が豊富である.細胞質の境界は不明瞭で,シートは大型集塊で出現する.
類円形核(核は中心性)を有し,クロマチンは細顆粒状,核形不整や目立つ核小体はない,するもうない.
免疫染色では,α-smooth muscle actin:びまん性に(+),h-caldesmon:(+)〜(−),desmin:(−)となる.

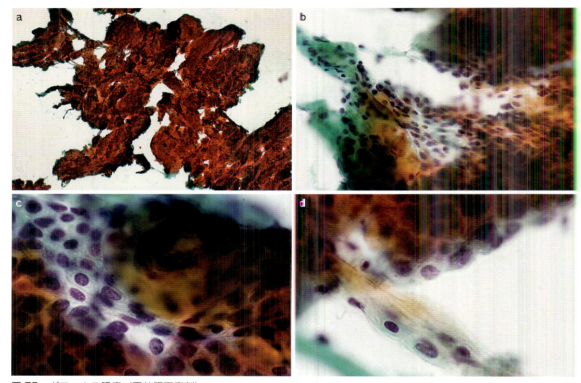

図75 グロームス腫瘍(胃粘膜下穿刺)
Pap. 染色. a:対物×10, b:対物×40, c:対物×100, d:対物×100.
硬い印象のある細胞像である(圧挫標本を作製する時も硬く感じる).N/C比は小さく,細胞質の境界は不明瞭で比較的大きな集塊で認める.小型円形核を有し,核内所見に異常は認められない.

肝臓腫瘍

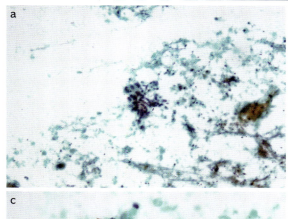

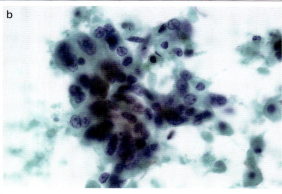

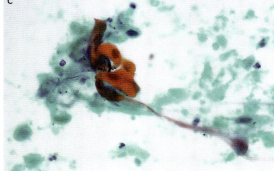

図76 扁平上皮癌
Pap 染色．a：対物×10，b：対物×40，c：対物×40．
壊死性背景に，核が腫大したライトグリーン好性の異型細胞を認める．集塊の異型細胞は，扁平上皮癌の特徴でもある流れるような配列を示す．オレンジ好性の角化した異型細胞も認める．

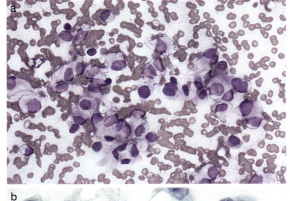

図77 肝臓転移例 GIST
a：Hemacolor 染色，対物×40，b：Pap. 染色，対物×100，c：c-kit，対物×40．
肝臓への転移例 GIST はまれである．
紡錘型の細胞質で，細胞質境界不明瞭，核は類円形のものが多い．クロマチンは粗～細顆粒状である．c-kit 陽性であった．

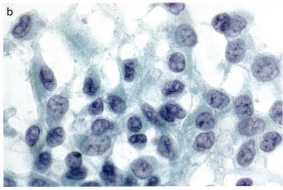

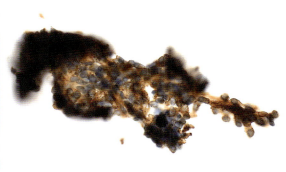

後腹膜腫瘍

脂肪腫（lipoma）

軟部腫瘍のなかでもっとも頻度が高く，全身のどこにでも生じる．大きさはさまざまで，単発，多発性である．腫瘍成分は薄い結合組織の皮膜で覆われているため，穿刺検体には間葉系の成分の混入がある．脂肪腫には脂肪芽腫（胎児性脂肪腫），線維脂肪腫，血管脂肪腫，筋脂肪腫などがあり，脂肪芽細胞がみられることもある．悪性化はきわめてまれである

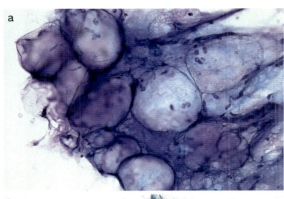

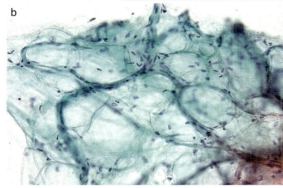

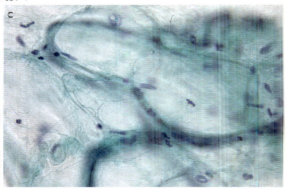

図78　脂肪腫（lipoma）：後腹膜腫瘍捺印．
a：Hemacolor染色，対物×40．
b, c：Pap.染色．b：対物×10，c：対物×40．
弱拡大では網のような印象．ひとつひとつの細胞の異型も弱い．

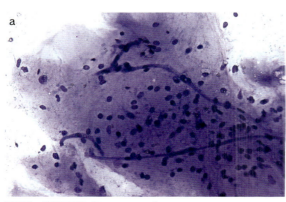

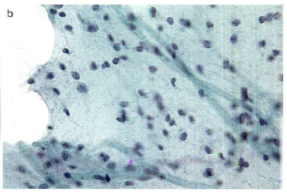

図79　脂肪肉腫（liposarcoma）
a：Hemacolor染色，対物×40．b：Pap.染色，対物×40．
紡錘形の間葉系細胞とともに，細胞質が境界不明瞭な細胞を認める．N/C比は小さいが，脂肪腫に比べると円形でやや大きい核を有する．脂肪腫瘍のみならず軟部腫瘍全般にいえることだが，異型細胞の確実な判定基準がいまだに確立しておらず，細胞診では良悪の判定は困難である．

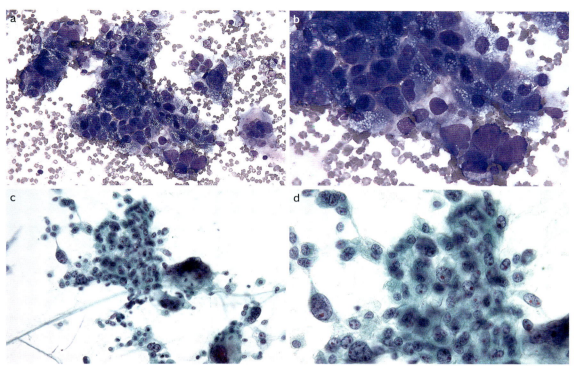

図 80 未分化型／多形型肉腫（undifferentiated/unclassified pleomorphic sarcoma）
a, b：Hemacolor 染色. a：対物×10, b：対物×40. c, d：Pap. 染色. c：対物×10, d：対物×40.
悪性の軟部腫瘍では, 細胞の形（小型円形, 紡錘形, 多辺形など）や核の所見（核形不整が著明, 類円形, 紡錘形, クロマチンが粗造・細顆粒状, 核小体が大きく明瞭など）が腫瘍の名称（亜型）によりさまざまではあるが, 多くは異型が強い.

おわりに

　EUS-FNA における細胞の判定について述べた．

　わが国の細胞診では，さまざまな種類の検体が提出されている．婦人科検体は，スライドガラスに塗抹され，固定まで完了した形で検査室に提出される．一方，尿や喀痰などは，患者の体から排出された状態のままで提出される．臨床検査技師がこの検体を処理し，スライドガラスに塗布し，固定を行う．すなわち，婦人科検体においては，標本の質を大きく左右する検体採取から固定までの責任は提出する臨床医にあるが，尿や喀痰においてはその責任は検査室側にある．EUS-FNA においてはどうだろうか？検体がスライドガラスに塗抹され，固定された状態で提出された場合は，臨床医に責任があるが，ROSE を行う場合は，検査室，ROSE を行う細胞検査士（臨床検査技師）に責任があることになる．確かに，ROSE を行うことで，標本作製における臨床医の負担を軽減することができ，細胞検査士（臨床検査技師）が標本作製するこ

とで細胞診標本の質が確保され，ひいては患者の検査に負担を減らすことができる．その一方で，我々は標本作製全般に責任を負うことになることを受け止めなければならない．もう一つ大切なことは，診断結果を必ず自身にフィードバックすることである．それにより，自らの診断の正確性が確認でき，次からの検査・診断の質的な向上へとつながっていく．

本章では，我々が現在までに経験してきた標本作製やスクリーニングのポイントを含めた鑑別について提示した．しかし，今後，現在とはまったく違う試剤や開発され，さらなる技術改良が求められるかもしれない．「とにかく世間並みの（標準的な）診断結果が出せるようにしたい」という施設もあろうかと思うが，日々変化していく内視鏡の世界で，機械の進化，画像診断の進化，そして内視鏡医の支持の進歩に柔軟に対応した「私の技術」「私の施設の手順」を確立するように，日々　努力，工夫を重ねていただきたいと祈念している．

◆参考文献

1）稲山久美子：膵臓領域の細胞診の適切な検体処理と判定方法. *Medical Technology*, 44（6）：592～598, 2016.
2）松浦成昭監修, 南雲サチ子, 森井英一編著　実践細胞診テキスト. 大阪大学出版会, 2015.
3）鬼島　宏, 福嶋敬宜編集：胆道癌・膵癌. 腫瘍病理鑑別診断アトラス　文光堂, 2015.
4）細胞診標本作製マニュアル　体腔液. 細胞検査士会, 19～20, 2008.
http://www.intercyto.com/lecture/manual/fluid_manual.pdf

5章 EUS-FNA の診断において病理医・細胞診専門医が知っておくべき知識

1 ····· 膵臓病変の病理組織学的分類

　まず，基本事項として知っておかなければならないのは，膵臓に発生する腫瘍の組織学的分類である．膵癌取扱い規約や WHO 分類（Tumours of the Digestive System）に記載されているものがその代表といえるが，ここでは日常の臨床の現場で遭遇する頻度を考慮した膵上皮性腫瘍の病理組織学的分類を**表 1** に示す．したがって，頻度のきわめて低い上皮性腫瘍（漿液性嚢胞腺癌，腺房細胞嚢胞腺腫）は除外されており，同時に非上皮性腫瘍（リンパ管腫，脂肪腫，悪性リンパ腫など）や転移性腫瘍も除かれている．すなわち，より実践的な膵腫瘍の組織学的分類ということができる．日常の臨床現場では，やはり膵管癌や膵管内乳頭粘液性腫瘍（intraductal papillary mucinous neoplasm：IPMN）に遭遇する頻度が高いといえよう．

表 1　膵上皮性腫瘍の病理組織学的分類

> 1. 漿液性嚢胞腺腫（serous cystadenoma）
> 2. 粘液性腫瘍（mucinous cystic neoplasm：MCN）
> 3. 腺房細胞癌（acinar cell carcinoma）
> 4. 膵管内腫瘍（intraductal neoplasm）
>   a. 膵管内乳頭粘液性腫瘍（intraductal papillary mucinous neoplasm：IPMN）
>   b. 膵管内管状乳頭腫瘍（intraductal tubulopapillary neoplasm：ITPN）
> 5. 膵管癌（ductal adenocarcinoma）
> 6. 神経内分泌腫瘍（neuroendocrine neoplasm：PanNEN）
>   a. 神経内分泌腫瘍（neuroendocrine tumor：PanNET G1, PanNET G2, PanNET G3）
>   b. 神経内分泌癌（neuroendocrine carcinoma：PanNEC（G3））
> 7. 充実性偽乳頭状腫瘍（solid-pseudopapillary neoplasm：SPN）
> 8. 膵芽腫（pancreatoblastoma）

2 ⋯⋯ 充実性病変（solid lesion）か 嚢胞性病変（cystic lesion）かの認識

　わが国において EUS-FNA という観点から膵腫瘍を鑑別していく場合，対象となる病変の主体は充実性病変（solid lesion），すなわち腫瘍性病変である．したがって，鑑別診断のプロセスが若干欧米と異なることになる．というのは，欧米では嚢胞性病変に対しても EUS-FNA が広く行われている[1]．また，最近では CEA や CA19-9 などの腫瘍マーカーやアミラーゼなどの膵酵素測定による嚢胞液（cystic fluic）分析により，粘液性嚢胞と非粘液性嚢胞を鑑別するといった報告もなされている[2]．こういった点も考慮して，ここでは嚢胞性病変における EUS-FNA の意義についても触れておく．

　まず注意しておきたいのは，膵臓の腫瘍を充実性と嚢胞性に大きく分けて考える際に，ピットフォールとなる症例が存在する点である．たとえば，神経内分泌腫瘍でもごくまれに嚢胞性病変を呈するいわゆる cystic pancreatic neuroendocrine tumor が存在することや，小型の充実性偽乳頭状腫瘍（solid pseudopapillary neoplasm：SPN）では充実性病変を呈することが多い点があげられる．また，漿液性嚢胞腺腫（serous cystadenoma）では，典型例は小型の嚢胞からなる海綿状の割面を呈するもの（microcystic type）であるが，ときに嚢胞が癒合し大きくなった症例（macrocystic type）に遭遇することがあるし，逆に嚢胞成分がみられない充実性の症例（solid serous adenoma）も存在する．すなわち，各腫瘍における亜型（variant）を十分に理解し，そのうえで膵病変の鑑別を進めていくことが大切である．

　膵病変を病理学的に鑑別するうえでも，まず病変が充実性か，嚢胞性かを認識しておく必要がある．その理由は，充実性病変か嚢胞性病変かによって鑑別診断が大きく異なるからである．充実性病変の場合には，まず膵癌を念頭に置きつつ精査を見始め，良性の非腫瘍性病変（腫瘤形成性膵炎など）や比較的まれな膵の良悪性病変（神経内分泌腫瘍，SPN，転移性腫瘍など）が鑑別診断としてあがってくる．一方，嚢胞性病変の場合は，pseudocyst，IPMN，mucinous cystic neoplasm（MCN），serous cystadenoma などが鑑別診断にあがってくる．一般的にいえることであるが，膵臓の充実性病変と嚢胞性病変では，明らかに充実性病変に対して EUS-FNA を施行した方が明確な診断に至る頻度が高く，嚢胞性病変に対する EUS-FNA では記述的な記載にとどまることが多い．その理由は，充実性病変では細胞の採取量が多いのに対して嚢胞性病変では採取細胞量が少なく，上皮成分も採取される頻度が低いためである．

　通常，細胞診の診断では，細胞所見から良悪性を判定し，ある程度の推定診断を行うわけであるが，膵臓の EUS-FNA の診断を行う病理医・細胞診専門医は，細胞像のみで診断を下すのではなく，臨床情報も十分検討したうえで判定を下すべきである．すなわち，細胞所見に加えて，患者の年齢，性別，腫瘍の部位（膵頭部，体部，尾部），画像所見（たとえば，境界が明瞭か否か，膵管との交通の有無，石灰化など）を加味した臨床情報の収集が必須といえる．特に粘液産生のみられる細胞の鑑別では，"triple test"，すなわち，a combination of clinical, radiological and cytological findings

5章　EUS-FNAの診断において病理医・細胞診専門医が知っておくべき知識

（臨床像，画像，細胞像の３つの所見を組み合わせて鑑別する）がもっとも重要であると記載されている[3]．

3 …… 細胞診の判定報告

　細胞診の判定報告に関しては，各臓器により推奨される報告様式が若干異なる．陰性（negative），疑陽性（suspicious），陽性（positive）の３段階の判定が一般的ではあるが，より実用的なものとしては，negative for malignancy, atypical cells present, suspicious for malignancy, positive for malignancy, unsatisfactory の５つのカテゴリーに分けるものがある．Papanicolaou Society of Cytopathology が膵胆道系の細胞診において提唱しているものは，６つのカテゴリーに分けられている．それらは，nondiagnostic, negative, atypical, neoplastic, suspicious, positive である．これらをふまえて作成されたものが，膵癌取扱い規約（第７版）に記載されている「膵領域細胞診の報告様式」で，まず，検体不適正（inadequate）か検体適正（adequate）かを評価する．そして後者であれば，陰性／良性（negative/benign），異型／鑑別困難（atypical/indeterminate），悪性の疑い／低悪性度以上（suspicious for malignancy/at least low-grade malignancy），陽性／悪性（positive/malignant）のいずれかに区分し，所見ないしは推定診断名を記載する．わが国ではこのような形式で細胞診の判定報告を行うのが原則である．

4 …… 浸潤性膵管癌の"いわゆる特殊型"および mixed neuroendocrine − non-neuroendocrine neoplasm（MiNEN）

　浸潤性膵管癌では"腺癌"の頻度がもっとも高く，その場合は高分化型，中分化型，低分化型を想定しておけばよい．しかし，頻度は低いものの，実際の臨床現場ではそれ以外の組織型についても遭遇することになる．それらは，膵癌取扱い規約，もしくは WHO 分類に記載されている浸潤性膵管癌の"いわゆる特殊型"である（**表2**）．このうち，印環細胞癌，肝様腺癌，髄様癌，浸潤性微小乳頭癌は WHO 分類に記載されているもののきわめてまれで，膵癌取扱い規約には記載されていないが，一応その存在は知っておいた方がよいと思われる

　これ以外に，まれではあるものの，**表1**で示した腺房細胞癌や神経内分泌腫瘍が複合ないしは混合してみられる症例（carcinoma with mixed differentiation）がある．具体的には，mixed acinar-ductal carcinoma, mixed acinar-neuroendocrine carcinoma, mixed acinar-neuroendocrine-ductal carcinoma, そして mixed ductal-neuroendocrine carcinoma の４つが存在する．このうち，mixed acinar-ductal carcinoma を除く３つは，WHO　Classification of Tumours of the Digestive System（2010）において mixed adenoneuroendocrine carcinoma（MANEC）と呼称されていた．しかしながら，WHO Classification of Tumours of Endocrine

107

表2　浸潤性膵管癌のいわゆる特殊型

1. 腺扁平上皮癌（adenosquamous carcinoma）および扁平上皮癌（squamous cell carcinoma）
2. 粘液癌（mucinous carcinoma, colloid carcinoma）
3. 未分化癌（undifferentiated carcinoma）
   i）退形成性未分化癌（anaplastic undifferentiated carcinoma）
   ii）肉腫様未分化癌（sarcomatoid undifferentiated carcinoma）
   iii）癌肉腫（carcinosarcoma）
4. 破骨細胞様巨細胞を伴う未分化癌（undifferentiated carcinoma with osteoclast-like giant cells）
5. 印環細胞癌（signet-ring cell carcinoma）
6. 肝様腺癌（hepatoid carcinoma）
7. 髄様癌（medullary carcinoma）
8. 浸潤性微小乳頭癌（invasive micropapillary carcinoma）

Organs（2017）では，mixed neuroendocrine–non-neuroendocrine neoplasm（MiNEN）という新しい用語が使用され，mixed ductal-neuroendocrine carcinoma, mixed acinar-neuroendocrine carcinoma, mixed acinar-ductal-neuroendocrine carcinoma に亜分類され，同義語として mixed adenoneuroendocrine carcinoma が記載されている[4]（注：mixed neuroendocrine–non-neuroendocrine neoplasm の記載に関しては，neuroendocrine–non と non-neuroendocrine で用いられているハイフン（hyphen）の長さが，若干前者が長い点に注意していただきたい）．また，WHO Classification of Tumours, Digestive System Tumours（2019, 5th ed.）では，Pancreatic MiNENs という大きな項目として取り上げている[5]．

　さらに，WHO Classification of Tumours of the Digestive System（2010）では，膵神経内分泌腫瘍（pancreatic neuroendocrine neoplasm）を Pancreatic NET と略していたが，WHO Classification of Tumours of Endocrine Organs（2017）では，PanNEN の略語が使用されている．そして，PanNEN は悉皆の well-differentiated NEN（= PanNET）と poorly differentiated NEN（= PanNEC）を包括すると記載されている[4]．なお，WHO Classification of Tumours, Digestive System Tumours（2019, 5th ed.）においても PanNET, PanNEC が使用されている[5]．

5 ⋯⋯ EUS-FNA における膵臓以外の病変に関して

　超音波内視鏡（EUS）で描出可能な膵臓以外の病変としては，肝臓，胆道，脾臓，副腎，後腹膜，消化管，縦隔，骨盤内，腹水そして腫大リンパ節などの病変があげられる．このうち，EUS-FNA が施行される頻度が比較的高いのは，消化管の間質腫瘍（gastrointestinal stromal tumor：GIST）や腫大リンパ節であろう．GIST に関しては，1章で少し触れたが，組織像のバリエーションに習熟しておくことが大切である．そして，最終的には免疫組織化学的に c-kit（CD117）あるいは DOG-1 の発現を確認する必要がある．また，予後の判定（リスク分類）には腫瘍径や核分裂象など

5章 EUS-FNA の診断において病理医・細胞診専門医が知っておくべき知識

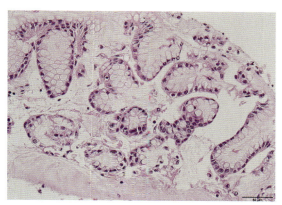

図1 EUS-FNAB（コンタミネーション）
胃粘膜がみられる．
HE 染色．対物×40．

の評価が必要であり，EUS-FNAC で最終診断がなされるわけではないことも理解しておきたい．腫大リンパ節に関しては，上皮性腫瘍の典型的な転移症例の診断は比較的容易であるが，ときに悪性リンパ腫で上皮様の所見を呈することがあり，そういった症例では免疫組織化学的な検索が必要となる．いずれにしろ，良悪性の鑑別が困難な症例では，無理をせず，生検などに委ねることも大切である．

6 コンタミネーション（contamination）

EUS-FNA が行われた場合，通常，問題となる病変からのみ組織が採取され，その診断が行われる．しかしながら，病変部へのアプローチによってはその穿刺針が通過する領域の細胞が採取され，病変部の組織内に紛れ込む現象が生じることがある．これがいわゆるコンタミネーション（contamination）である．診断にあたっては，コンタミネーションの可能性を常に考えておかないと，思わぬ落とし穴に陥ってしまうことがある．

膵疾患における EUS-FNA で問題となるのは，胃粘膜（gastric mucosa）や十二指腸粘膜（duodenal mucosa）の混入である（図1）．特に，胃の腺窩上皮は膵管上皮と鑑別が困難なことがある．上皮とともに細菌や食物粒子（food particles）がみられる場合や，壁細胞が存在する場合は，胃粘膜が示唆されるものの，そうでなければ鑑別が困難で，症例によっては gastric type の IPMN や高分化型の腺癌細胞と誤認する可能性もある[3]．そのほか十二指腸では，Brunner 腺の細胞を泡沫状の細胞質を有する円柱上皮と誤認する可能性もある．また，胃や十二指腸粘膜でみられる細胞質外粘液（extracellular mucus）に，漿液性嚢胞腺腫でときにみられる嚢胞液との鑑別が困難なことがある．

このように，EUS-FNA においてもコンタミネーションは起こりうる現象であり，ときに診断を惑わすことがあるので，常にその可能性を認識しておくことが大切である．

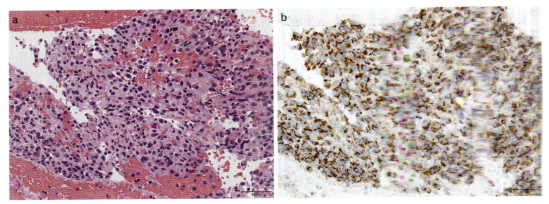

図2　EUS-FNAB (PanNET G1)
a：比較的核所見が均一な細胞集塊がみられる．細胞の結合性はみられるものの，やや悪い部分もみられる．HE染色，対物×40．
b：免疫組織化学的に chromogranin A がびまん性に陽性で，NET と診断できる．chromogranin A 免疫染色，対物×40．

7　ピットフォールに陥りやすい症例

　EUS-FNA における鑑別診断で，注意が必要な症例やピットフォールに陥りやすい症例について少し触れてみる．まず，膵腫瘍の EUS-FNA で "扁平上皮" を示唆する細胞が認められた場合，異型の有無や発生頻度を問わなければ，①膵管上皮の扁平上皮化生，②膵内副脾発生類表皮嚢胞（epidermoid cyst in intrapancreatic accessory spleen），③リンパ上皮性嚢胞（lymphoepithelial cyst），④成熟型嚢胞性奇形腫（mature cystic teratoma），⑤腺扁平上皮癌などが鑑別にあがる．たとえば，扁平上皮で異型が強い場合は，まず腺扁平上皮癌を考えるであろう．異型がみられない場合は，①から④を念頭に，臨床情報と照らし合わせながら鑑別を進めていくことになる．

　多核巨細胞がみられた場合は，良性病変で foreign body reaction としてみられる場合もあるが，破骨型の多核巨細胞であれば，破骨細胞様巨細胞を伴う未分化癌（undifferentiated carcinoma with osteoclast-like giant cells）の可能性が高い．また，まれではあるが，コレステロール肉芽腫に伴って異型の多核巨細胞がみられることもある．その場合は，充実性偽乳頭状腫瘍（solid-pseudopapillary neoplasm：SPN）の部分像をみている可能性がある．

　リンパ組織（lymphoid tissue）が目立つ場合には，悪性リンパ腫（malignant lymphoma），膵内副脾（intrapancreatic accessory spleen），さらに濾胞性膵炎（follicular pancreatitis）などが鑑別にあがってくる[6]．いずれも頻度は低いが，鑑別診断として知っておくべき疾患である．このうち，膵内副脾は膵尾部に好発し，画像上は神経内分泌腫瘍（PanNET）に類似するとされている．

　また，文献的には PanNET 症例は，腺癌や腺房細胞癌（acinar cell carcinoma）と誤診されることがある（図2a）[3]．さらに腺房細胞様の細胞がみられた場合には，

鑑別診断として，PanNET，SPN，正常膵実質（normal pancreatic parenchyma），膵芽腫（pancreatoblastoma）などを考慮する必要がある．こういったケースでは，6 章で述べられる免疫組織化学が有用となることが多い（**図 2b**）．

　最後に，自己免疫性膵炎（autoimmune pancreatitis：AIP）について触れる．AIP の診断では，画像所見と血清学的所見の組み合わせは欠かせないのはいうまでもない．AIP を疑う症例では，EUS-FNA を行い，膵癌の否定を検討する意義はきわめて大きいといえる．その場合，生検ではどうしても過小評価となる傾向は否めないのが現状であるものの，最近では 22G 穿刺針を用いて得られた組織では，リンパ球や形質細胞の浸潤，さらには花筵状線維化（storiform fibrosis）といった所見が認められる頻度が比較的高いとの報告もある[7]．

◆参考文献

1) Zhu, H., Jiang, F., Zhu, J., et al. : Assessment of morbidity and mortality associated with endoscopic ultrasound-guided fine-needle aspiration for pancreatic cystic lesions : A systemic review and meta-analysis. *Digestive Endoscopy*, **29** : 667〜675, 2017.
2) Thornton, G. D., McPhail, M. J., Nayagam, S., et al. : Endoscopic ultrasound guided fine needle aspiration for the diagnosis of pancreatic cystic neoplasms : a meta-analysis. *Pancreatology*, **13** : 48〜57, 2013.
3) Bergeron, J. P., Perry, K. D., Houser, P. M., Yang, J. : Endoscopic ultrasound-guided pancreatic fine-needle aspiration: potential pitfalls in one institution' s experience of 1212 procedures. *Cancer Cytopathol.*, **123** : 98〜107, 2015.
4) Klöppel, G., Couvelard, A., Hruban, R. H., et al. : WHO classifyion of neoplasms of the neuroendocrine pancreas. WHO Classification of Tumours of Endocrine Organs （Lloyd, R. V., Osamura, R. Y., Klöppel, G., Rosai, J., eds.）. IARC Press, Lyon, 209〜239, 2017.
5) La Rosa, S., Klimstra, D. S. : WHO Classification・5th Edition, Digestive System Tumours (The WHO Classification of Tumours Editorial Board, eds.). IARC, Lyon, 343〜346, 370〜372, 2019.
6) Gupta, R. K., Xie, B. H., Patton, K. T., et al. : Follicular pancreatitis : a distinct form of chronic pancreatitis - an additional mimic of pancreatic neoplasms. *Hum. Pathol.*, **48** : 154〜162, 2016.
7) 岩井知久，木田光広，今泉　弘，他：EUS/EUS-FNAによる自己免疫性膵炎の診断．臨床消化器内科，**33**：189〜196，2018.

6章 免疫染色・疾患に準ずる抗体（疾患に関連する抗体）

　各細胞や各臓器には，それぞれの細胞や臓器特異的なマーカーが存在する．たとえば，リンパ球では広くリンパ球を認識するマーカーとともに，B cell，T cell を認識するマーカーがある．さらに，未熟な血液幹細胞から分化刺激により種々の B cell，T cell 系統の機能を有する成熟したリンパ球に分化してゆくが，これらの分化に伴い各細胞の各段階には，未熟な B cell，T cell を認識するマーカーから，成熟した B cell，T cell を認識するマーカーが細胞に出現する．これらのマーカーには，それぞれの細胞を規定する機能を示す産生物質，関連物質や機能発現に必須の受容体，転写因子などが含まれている．悪性リンパ腫では，このような種々の B cell，T cell を認識するマーカーを診断に用いることにより，悪性リンパ腫を分類し治療に応用している．上皮性腫瘍においても，各種ホルモンを産生分泌するランゲハンス島細胞，神経内分泌細胞，腺房細胞，粘液などを産生分泌する膵管上皮細胞，電解質などを産生分泌する腺房中心細胞などの細胞を規定するマーカーを同定し，腫瘍の由来や性格を判定する．さらに最近，種々の研究により腫瘍の悪性リスクを推定するマーカーも同定されつつある．

　これらのマーカーの多くは，蛋白質，糖蛋白質であるため，抗原として異種動物に免疫することで，抗体を作製することが可能である．この抗体を用いて細胞や組織にどのようなマーカー（抗原）が存在するかを検討し，細胞診断・組織診断に応用している．

　抗体にはモノクローナル抗体とポリクローナル抗体がある．モノクローナル抗体は抗原分子に存在する抗原決定基のうち 1 つのみを認識し，ポリクローナル抗体は抗原分子に存在する多様な抗原決定基に反応する多種の抗体を含んでいる．

1 検体の処理と免疫染色法の手技の実際（特に酵素抗体間接法）

1）検体の処理

　EUS-FNA により得られた検体は通常のパパニコロウ染色をし，細胞数がスライドガラスに十分な場合は，細胞転写することで多数の免疫染色が可能となる．このほか，セルブロックを作製し，組織と同様に薄切し各種免疫染色することもできる．

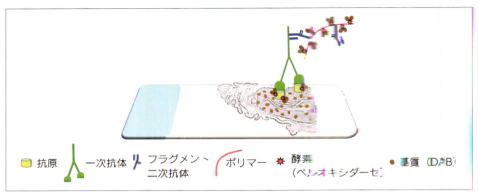

図1 間接法（酵素標識ポリマー法）

2）代表的な酵素抗体間接法

　細胞転写やセルブロック薄切標本では，一般的に高感度で種々の応用が可能な免疫染色法である間接法が用いられる．SAB（streptavidin-biotinylated peroxidase complex）法と酵素標識ポリマー法（Envision法，シンプルステイン法など）（図1）が多用される．いずれの方法でも，発色基質にジアミノベンチジン（DAB）を用いれば，目的抗原は茶褐色に染色される．茶褐色に染まった細胞質または核は，目的の抗原が陽性と判定される．迅速診断用にマイクロウェーブの間欠照射による方法に応用すれば，SAB法でも数分以内に染色を完了することができる．また，酵素標識抗体に代わり蛍光標識抗体を用い，レーザー顕微鏡や蛍光顕微鏡で観察する蛍光抗体法も同様の原理である．

3）染色手技の注意点

　アルコール固定では，抗原決定基のマスキングは起こりにくいため，抗原賦活は一般的には不要である．しかし，アルコールはホルマリンほどの強い蛋白質間の架橋結合は生じないが，ある程度のマスキングは生じるため，マイクロウェーブや圧力釜などを用いた加熱による賦活法が有効な場合がある．特にKi-67, p53蛋白，β-カテニン，エストロゲンレセプター，プロゲステロンレセプターなどの核に局在する蛋白は，0.01 Mクエン酸緩衝液（pH6.0）中で95℃，10分間の加熱により反応が増強する．細胞質に存在する粘液，マスピン，インスリンなどのペプチドホルモンではアルコールにより抗原が流出し，検出が困難になることがある．アルコール固定材料では強染される傾向にあり，一次抗体は組織切片の場合よりさらに2〜3倍希釈する必要がある．蛍光抗体法では蛍光標識抗体の種類により，未固定標本が必要なことがある．

6章　免疫染色・疾患に準ずる抗体

表1　EUS-FNA で対象となる疾患と抗体

疾患	膵管癌	ACN	NENs	SPN	悪性リンパ腫	GIST	IPMN/PanIN IPNB/BilIN MCNs
抗体	p53 CK7 CK19 CK20 マスピン MUC1 MUC2 MUC5AC	BCL-10 リパーゼ トリプシン	クロモグラニン A シナプトフィジン CD56 Ki-67	β-カテニン CD10 c-kit	CD45（全般） CD2, 3, 4, 5, 8 （T cell） CD19, 20（B cell） など	c-kit CD34 Ki-67 DOG1	MUC1 MUC5AC MUC6 MUC2 マスピン IMP-3 S100P pVHL p53

EUS-FNA で対象となる疾患として，膵・胆道系腫瘍の膵管癌，ACN，NENs，SPN，IPMN/IPNB や悪性リンパ腫などがあり，特に，NENs，GIST や悪性リンパ腫などでは，鑑別に免疫染色が重要である．

2 ····· EUS-FNA で対象となる疾患と抗体（表1，2）

1) EUS-FNA で対象となる疾患

　コンベックス型 EUS の挿入が可能な部位は，食道，胃，十二指腸球部，十二指腸下行部，直腸である．EUS-FNA で鑑別・診断する疾患は次のようなものがあげられる．

　膵管上皮性：膵管癌，ときにより膵上皮内腫瘍性病変（pancreatic intraepithelial neoplasia：PanIN）など

　非膵管上皮性：膵腺房細胞腫瘍（acinic cell neoplasm：ACN），神経内分泌腫瘍（neuroendocrine neoplasm：NENs），solid-psedopapillary neoplasm（SPN）

　非上皮性：悪性リンパ腫，神経鞘腫，平滑筋腫瘍，胃腸管間質腫瘍（gastrointestinal stromal tomor：GIST）

2) 膵管癌

　判定は，悪性／陽性や悪性／陽性疑いなどとし，推定病変として，膵管癌 invasive ductal carcinoma などと記載する．推定病変名に関し，ACN，NENs や肝細胞癌など多くの胆道系・膵臓腫瘍は，病理学的には大部分が adenocarcinoma であるため，推定病変名を単に adenocarcinoma と記載することは極力避けるべきである．したがって，膵管癌と他の adenocarcinoma との鑑別が必要となる．膵管癌のマーカーとして p53 蛋白，CK7，CK19，CK20，マスピン，MUC1，MUC2，MUC5AC があげられる．

3) ACN

　ACN の細胞診所見は腺房構造，充実性，腺管状や細胞の重積性を示す多量の腫瘍細胞からなり，緩い集塊状，孤在性の出現や，一部ではロゼット様配列もみられる．類円形の核はやや偏在性で，明瞭な核小体とやや不整で細顆粒状のクロマチンパターンを呈する．細胞質は腺房細胞としての特徴であるチモーゲン顆粒を有するため豊富で，やや好酸性の細～粗顆粒状である．しかし，NENs や SPN との鑑別が困難な場

115

表2 抗体の詳細と膵・胆道疾患における有用性

分類	抗体	分布	存在	抗原物質・分類の詳細など
細胞増殖能	Ki-67	細胞周期の G1, S・G2, M 期にある細胞	核	MKI67；artgen idnefied by monoclonal antibody K-67
癌抑制遺伝子	p53	正常細胞では陰性	核	
	pVHL		細胞質	VHL 遺伝子産物（リン酸化蛋白）
アポトーシス	BCL-10	腺房細胞	チモーゲン顆粒	MALT-1 遺伝子産物
サイトケラチン	CK7	腺上皮	細胞質	塩基性ケラチン（Type II）・低分子ケラチン
	CK19	腺上皮, 扁平上皮の基底細胞		酸性ケラチン（Type I）・低分子ケラチン
	CK20	扁平上皮の基底細胞, 筋上皮, 肝細胞, goblet cell など		
癌原遺伝子	c-kit	肥満細胞, カハール細胞	細胞質と細胞膜	膜受容型チロシンキナーゼ
神経内分泌系	クロモグラニンA	神経内分泌顆粒が陽性	細胞質	酸性糖蛋白
	シナプトフィジン	神経細胞の presynepic vesicle 陽性	細胞質	シナプス小胞蛋白
	CD56（NCAM）	NK 細胞, 神経細胞などで陽性	細胞膜	接着因子アイソフォーム
リンパ系	CD45, LCA	リンパ球全般	細胞膜	白血球共通抗原
	CD2	大部分の胸腺, すべての成熟 T 細胞, NK 細胞のサブユニット		T-cell 系
	CD3	T 細胞		
	CD4	ヘルパー T 細胞, 好中球, ラングハンス細胞など		
	CD5	T 細胞, B 細胞の一部		
	CD8	サプレッサー T 細胞, 一部の NK 細胞など		
	CD10	胚中心の B 細胞, 未分化リンパ球		B-cell 系
	CD19	B 細胞特異的分子		
	CD20	B 細胞		
カルシウム結合蛋白	S100P	胎盤, 脾臓など	核と細胞質	細胞の不死化と分化, 転移・播種に関与
血管内皮・間葉系マーカー	CD34	血管内皮細胞, 造血前駆細胞など	細胞質と細胞膜	細胞膜貫通型シアル化糖蛋白
セリン・プロテアーゼインヒビター	マスピン	乳管上皮細胞, 骨芽細胞など	核と細胞質	mammary serine protease inhibitor
細胞接着, シグナル伝達	β-カテニン	膵導管・腺房・島組織〔細胞膜〕	核・細胞質・細胞膜	カドヘリンの細胞質ドメインに結合
機能不明	DOG1		細胞質と細胞膜	細胞表面蛋白
粘液中の糖蛋白	MUC1	膵腺房中心細胞・介在部, 乳腺	細胞質	膜結合型
	MUC2	小腸・大腸（とくに杯細胞）, 気道		分泌型
	MUC5AC	胃腺腺窩上皮細胞		分泌型
	MUC6	胃幽門腺・噴門腺, 副細胞, 十二指腸 Brunner 腺, 食道噴門腺		分泌型
蛋白質消化酵素	リパーゼ	膵腺房細胞	細胞質	糖蛋白, 脂肪分解酵素
	トリプシン	膵腺房細胞	細胞質	蛋白質のペプチド結合を分解
細胞骨格	ビメンチン	消化管の粘膜, 血管を含む線維性結合組織	細胞質	中間径フィラメント

疾患との関連
増殖している細胞が陽性となる．GIST ではリスク分類，NENs ではグレード分類の指標になる．
p53 遺伝子のポイントミューテーションがあると核に陽性となる．
von Hippel-Lindau（VHL）病（遺伝性多発腫瘍性症候群）で膵病変の膵管由来の高異型度腫瘍でも高率に合併する．pVHL 陰性（S100P 陽性などと合わせて）膵癌の診断に有用とされる．
MALT リンパ腫のマーカーである．Clone 331.3 は ACN のマーカーの１つとしても用いられる．
膵癌や胆管細胞癌（約 90%），NENs（約 55%），扁平上皮癌では陰性．
膵癌や胆管細胞癌（約 90%）で陽性．
膵管癌（約 50%），胆管細胞癌（5〜40%），NENs や ACN（5% 未満）で陽性．
GIST などの診断に有用．
NENs のマーカーの１つ．小細胞癌では陰性となることが多いのでシナプトフィジンと併用する．
NENs のマーカーの１つ．クロモグラニン A で陽性になりにくい小細胞癌に有用．
NENs のマーカーの１つ．NK/T 細胞リンパ腫，形質細胞腫瘍に陽性．
由来不明の腫瘍診断の際，リンパ球系細胞の確認に用いられる．
B リンパ球に存在しない細胞表面糖蛋白質．汎 T 細胞マーカー．
腫瘍性 T 細胞（リンパ腫，白血病）のマーカー．
T 細胞性リンパ腫の診断補助に用いられる．
B 細胞リンパ腫との鑑別（小リンパ球性リンパ球とマントル細胞リンパ腫）に有用．
T 細胞性リンパ腫の診断補助に用いられる．脾臓の内皮細胞で陽性となり，膵臓内迷入脾とリンパ節との鑑別に有用．
SPN 陽性，胚細胞や未熟リンパ球に陽性．
B 細胞マーカー．
B 細胞マーカー．
PanIN/BilIN や BilIN 〜癌で陽性．
GIST，血管内皮細胞や造血前駆細胞とその腫瘍や未熟間葉系腫瘍で陽性．
一般的に正常膵管で陰性，High-grade PanIN/BilIN や膵管癌，胆管癌で陽性となる．高異型度 IPMN や MCN でも陽性率高い．
膵腫瘍の鑑別に有用．膵管癌（細胞膜），NENs（細胞膜），ACN（核または細胞膜），SPN（核または細胞質／膜），NENs（細胞膜），膵芽腫（部分的に核）で陽性．
GIST の診断に有用．discovered on GIST が語源．
浸潤性膵管癌で陽性．
IPMN（腸型）で陽性，浸潤性膵管癌で陰性，Low-grade PanIN/BilIN で陰性．
浸潤性膵管癌，PanIN や IPMN（胃型／腺窩上皮・幽門腺粘液）が陽性
PanIN や IPMN の胃型粘液も陽性．
膵外分泌腺マーカー，ACN の診断に有用．
膵外分泌腺マーカー，ACN の診断に有用．
癌で陰性，肉腫で陽性．ただし，未分化な癌では陽性のこともある．

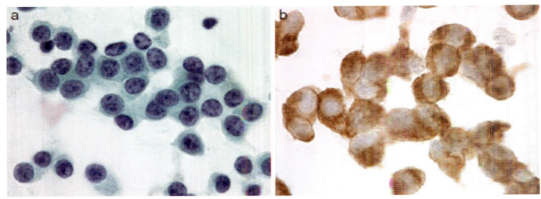

図2 NENs(NET G1)症例
a:小型均一な腫瘍細胞で,ACNやSPNとの鑑別を要する.Pap.染色,対物×60
b:aと同一症例.NENsでは,細胞質にシナプトフィシン強陽性を示す.シナプトフィシン免疫染色,対物×60

合や,NENsを含め種々の組織型が混在する腫瘍もあるため,腺房細胞への分化を免疫染色で確認する必要がある.ACNのマーカーとしてトリプシン,リパーゼ BCL-10などが比較的特異的とされる.

4) NENsとSPN

膵内腫瘍では特に,迅速細胞診やセルブロック標本でNENsとSPNの鑑別に苦慮することがある.典型的な細胞像や組織像を呈する時は鑑別可能であるが,苦慮する場合,NENsではクロモグラニンAかシナプトフィシン(図2),SPNではビメンチンは比較的特異性や陽性率が高く有用である.NENsにおける細胞診の役割としては,NENsの特徴を示す細胞形態かどうかの判定が重要である.NENs,悪性リンパ腫,ACNやSPNの場合,細胞の脆弱性のため細胞が壊れ,採取時のアーティファクトにより細胞や核が壊れ核線を生じ,細胞の判定が困難なことがある.NENsに顆粒状の細胞質をもつ特徴があるが,上記のマーカーが有用である.さらに,NENsでは直接にKi-67の核の陽性率により細胞の増殖能についても検討し,腫瘍を分類することになるが,細胞診検体とセルブロック・組織検体でのKi-67の標識率には乖離があることに留意する必要がある.Ki-67の陽性率は,細胞500～2000個をカウントし標識率を算出する.セルブロックではなく組織での標識率を用いる.

5) 悪性リンパ腫

EUS-FNAの対象となる消化管の粘膜下腫瘍や膵臓の充実性腫瘍(一部嚢胞性)のなかで,悪性リンパ腫は,NENsやGISTとの鑑別が必要となる.これらの腫瘍ではN/C比が高く,核線を生じるなどの特徴があり,細胞の判定が困難なこともある.そのような場合,細胞の形態が残存している集塊を用い,悪性リンパ腫のマーカーとして広範囲のリンパ球を認識するCD45の免疫染色が有用である.

6) GIST

GISTでは，c-kit，CD34やDOG1で免疫染色を行う．また，Ki-67の標識率は腫瘍組織のリスク分類に必要である．

7) 混合腫瘍

膵臓腫瘍ではごくまれに，NENs，ACNや膵管癌などの形質を同時に発現する特殊な混合腫瘍が発生することがあり，注意が必要である．

8) IPMN/PanIN, IPNB/BilIN, MCNs（mucinous cystic neoplasms）

IPMN（intraductal papillary mucinous neoplasms）やIPNB（intraductal papillary neoplasms of bile duct）は，それぞれ膵管内や胆管内乳頭状病変であり，EUS-FNAの対象となることはまれであるが，ときに標本として提出される可能性はあると考えられる．また，PanIN（pancreatic intraductal neoplasms）やBilIN（billiary intraepithelial neoplasms）も管内微小病変であり，病変として穿刺対象となる可能性は少ないが，別の病変の副病変や偶発病変として採取される可能性はある．

7章 臨床医に伝わる報告書の書き方

膵癌取扱い規約第7版 (2016年7月発刊[1]) では，新たに EUS-FNA 生検や細胞診の判定基準，治療効果判定基準が加えられた．ここでは，臨床医に伝わる EUS-FNA 生検および細胞診の報告書の書き方について，膵癌取扱い規約第7版に準じて解説を行う．

1 …… EUS-FNA で採取された組織診の報告様式

報告書は，診療科が治療法の選択や再検査の要不要，再検査の緊急度の判断を行ううえで役立つことを目指す．臨床医は病理報告書の診断のみならず，採取量・内容について把握し，次回以降の検体採取方法，採取器具の調整について検討することができる．したがって，病理医は以下の項目を報告書に盛り込む必要がある．

1）提出検体

標的臓器，経由臓器，採取方法（複数の器具・針を用いている場合はその区別），個数などを記載する．

2）背景の記述

EUS-FNA 検体には，種々の程度に血液成分（赤血球やフィブリンからなるクロット）が混在しているが，まずはこれらがどの程度含まれているのかを把握する（非常に多くほとんど血液，中等度，少量など）[2]．特に，血液成分が非常に多い，もしくはほとんどが血液という場合，内部に孤立散在性に出現している異型細胞を見逃す可能性，反応性異型細胞が混在する可能性，良悪鑑別困難な変性細胞の可能性，間質との関係を考えることが必要となる．また，採取時に経由した消化管上皮や粘膜について，その量や内容について言及しておく．たとえば，異型の目立たない膵管癌の場合，穿刺経路から混入した胃腺窩上皮と鑑別がむずかしくなることは日常経験するところであり，腫瘍の局在および採取経路を把握することは重要である．

3）組織検査申込書に記載されている標的病変の確認

採取された検体において，臓器の組織構築が把握できるのか，組織構築は不明瞭ながら，標的臓器が穿刺されていることがわかる細胞集塊が含まれているか，大まかな

表 1 膵癌取扱い規約第 7 版に準した組織診報告様式

> 1. 検体不適正
> 2. 検体適正
>   ①腫瘍性病変なし＊
>   ②腫瘍性病変であるかの確定困難＊＊
>   ③腫瘍性病変あり（組織学的診断名，分化度，グレードなどを記載）

＊：特定の非腫瘍性病変（自己免疫性膵炎など）が示唆される場合はその旨を記
＊＊：確定困難な理由（検体量のためか，構造異型や細胞異型のためか）．

上皮成分と間質成分の割合などを把握する[2]．リンパ節を穿刺している場合でも，腫瘍細胞のみが採取され，背景のリンパ球がほとんど確認できない場合も想定される．また，生存可能（viable）な腫瘍の有無にかかわらず壊死巣が含まれる場合には，腫瘍壊死であるか否かの判断も必要となる．間質が採取されている場合には，間質組織の性状（標的病変が間葉系細胞腫瘍を想定しているのか，浸潤に伴う間質反応であるのかなど）を考慮する．

4）標的組織採取量の確認

前項 3）で認められた細胞集塊は組織構築まで確認可能か．細胞診レベルの判定なら可能な孤立細胞あるいは微小集塊なのか，またそれらがどの程度含まれているかを確認する[2]．

5）記載

上記をふまえ，**表 1** の記載のごとく，①検体の適正・不適正，②適正な場合は腫瘍性病変か否か，あるいは腫瘍性かどうか鑑別困難な病変かを記載し，特定の非腫瘍性病変（自己免疫性膵炎など）が示唆される場合はその旨を付記する．確定困難な場合にはその理由（検体量僅少のためか，構造異型や細胞異型が乏しいためかなど）を記載する．組織診断が可能な場合には必要に応じて鑑別診断をあげ，免疫組織化学染色や特殊染色を施行した場合にはその結果をふまえ，もっとも適切と判断される組織診断を記載する．

2 …… EUS-FNA で採取された細胞診の報告様式

細胞診標本では組織診標本と異なり，組織構築までの把握や免疫細胞染色が実施困難な場合が多い．したがって，ROSE（rapid on-site evaluation）の有無にかかわらず，**表 2** にあげる項目について記載するにとどまる．

1）検体の適正・不適正

検体の適正・不適正について記載し，不適正の場合はなぜ不適正かについて言及する（臨床医が次回検体採取の際参考にできる）．

7章 臨床医に伝わる報告書の書き方

表2 膵癌取扱い規約第7版に準じた細胞診報告書の記載様式

> 1. 判定区分
> 検体不適正（inadequate）
> 検体適正（adequate）
>   陰性/良性（negative/benign）
>   異型/鑑別困難（atypical/indeterminate）
>   良性を支持する所見/疾患（favor benign）
>   悪性を支持する所見/疾患（favor malignant）
>   その他（others）
>   悪性の疑い/低悪性度以上（suspicious for malignancy/at least low-grade malignancy）
>   陽性/悪性（positive/malignant）
> 2. 所見（異型度など），ないしは推定診断名を記載する

2）判定区分

　Papanicolaou Society of Cytopathology Guideline 2014と日本臨床細胞学会の細胞診ガイドライン2015年版との整合性を図るため，**表2**のような報告様式が推奨される．異型/鑑別困難とした場合は，より良性を考えるのか，どちらかというと悪性を考えるのかを判断できれば追記する．異型/鑑別困難には，良性か悪性かの鑑別困難例もあれば，腫瘍性異型か反応性異型かの鑑別困難例も含まれるため，鑑別困難の理由も併記する．悪性の疑い/低悪性度以上（suspicious for malignancy/at least low-grade malignancy），陽性/悪性（positive/malignant）については，疾患により（たとえばneuroendocrine tumor），低悪性度でも推定診断が免疫細胞染色などをふまえ確定的であれば陽性とすべき場合もある．細胞学的には悪性を考えるが，採取量僅少あるいは細胞変性を伴っている場合などは悪性の疑いにとどまる．

3）所見（異型度など），ないしは推定診断名

　推定診断には，臨床診断・情報や画像所見情報が必要であり，臨床側からの適切な情報提供が望まれる．細胞診診断は確定診断ではないため，（提出検体によっては困難な場合もあるが）可能なかぎり腫瘍が含まれていることが想定されるクロットのホルマリン固定標本やセルブロック標本を作製し，細胞診圧挫・塗抹標本と同時に組織診を検討するよう診療科とのコンセンサスを得ておく．

3 ⋯⋯ 細胞診報告書の例

1）臨床的にNETもしくはSPNを疑う症例

Pancreas, head, EUS-FNA：Neuroendocrine tumor.

【所見】

　血液を背景に，小型～中型の異型細胞が，結合性の緩い集塊状に出現しています．
　個々の異型細胞は，クロマチンが粗顆粒状（salt and pepper状），やや偏在性で

軽度大小不同を示す類円形核と，ライトグリーン好性の胞体を有します．核分裂像が少数認められます．以上の所見は neuroendocrine tumor を第一に考える細胞所見です．鑑別として solid-pseudopapillary neoplasm があげられますが，確定には免疫細胞染色もしくは EUS-FNA 検体の組織診での免疫組織化学染色が必要です．

2）臨床的に IPMN 由来癌もしくは併存癌を疑う症例

Pancreas，head，EUS-FNA：Adenocarcinoma，see comment.

【所見】

血液，膵腺房細胞，線維性間質，粘液を背景に，不規則な凹凸を示す上皮細胞集塊が認められます．集塊の多くは結合性が保たれるものの，核の不規則重積，核配列の乱れ，核形不整がみられます．また，一部では核間距離不均一で不規則な柵状の小型集塊を認め，クロマチンが細顆粒状に増量，核小体が明瞭化し，大小不同，核縁不整な核をもつ細胞からなります．臨床情報を加味すると，以上の所見は IPMN とすると high-grade な成分を伴っており，adenocarcinoma と認定しうる異型です．浸潤の有無は不明で，由来癌か併存癌かの鑑別は手術検体での評価が必要です．

<h2>4 ‥‥ 病理診断報告書の例</h2>

膵 IPMN 由来癌疑い

【病理診断】

Pancreas，head，EUS-FNA：Adenocarcinoma.

【所見】

膵頭部 EUS-FNA 検体．22G Acquire 使用，2 回穿刺（十二指腸経由）．中等量の血液成分を背景に，膵腺房細胞，線維性間質などの断片と複数の上皮細胞集塊が認められます．上皮細胞には，偏在する大小不同でクロマチン濃染性の核と，細胞質内粘液空胞がみられます．adenocarcinoma の所見です．異型上皮に関係する組織構築は不明瞭で，IPMN 由来か否かの判断に困難ですが，一部で線維性間質を背景に，異型が弱く，胞体に粘液豊富な幽門腺様腺管も認められます．

◆参考文献

1）日本膵臓学会編：膵癌取扱い規約. 第7版, VI. 膵腫瘍の生検・細胞診. 96〜110, 金原出版, 2016.

2）Kudo,T,. Kawakami,H,. Hayashi,T,. et al.：High and low negative pressure suction techniques in EUS-guided fine-needle tissue acquisition by using 25-gauge needle：a multicenter, prospective randomized controlled trial. Gastrointestinal endoscopy, 80(6)：1030〜1037, 2014.

今後の展望

EUS-FNA は 2010 年に保険適用となって以来，わが国においても膵病変を中心に消化管粘膜下病変，リンパ節，腹水など，多くの病変の組織・細胞診断手技として広く利用されている．その理由としては，今まで得られにくかった体腔内病変からも検体が採取できるようになったこと，新鮮な細胞を直接病変から採取するので細胞判定がしやすくなったこと，膵液細胞診の正診率があまり高くなかったことなどの要因が考えられる．実際，EUS-FNA による膵の充実性腫瘍の正診率は，膵液細胞診と比較して良好であることが報告されている．もちろん，膵液細胞診を否定するものではなく，粘液（嚢胞）性腫瘍や非常に早期の上皮内癌などの診断には膵液細胞診が必要であることはいうまでもない．

一方，EUS-FNA は侵襲的な検査手技であり，出血，感染，消化管穿孔，癌の播種などの合併症がわずかではあるが報告されている．膵の粘液（嚢胞）性病変の細胞は malignant potentia をもっており，かつ播種の報告もあることより，そのような嚢胞性腫瘍からの穿刺は現時点では禁忌とされている．そのため一部の施設では，嚢胞性腫瘍でも穿刺ライン上に嚢胞がなく充実部分のみであれば，そこから穿刺するなどの工夫をしている．また欧米では，嚢胞性腫瘍に対しても穿刺されていることより，国内の先進的な施設ではすでに IPMN などにも EUS-FNA が実施されている．

このように合併症の危険性はあるが，より高い正診率が得られる EUS-FNA の手技は，膵病変のみならず今まで検体が得られなかった病変に対して，今後さらに多くの施設で施行されることが予想される．また，将来的には，わが国においても IPMN などの粘液（嚢胞）性腫瘍に対しても EUS-FNA が施行されるのではないかと考えている．

そのような状況において，次のような点に今後も注意して EUS-FNA をさら

に発展させていただきたい.

① 消化器内視鏡医は1回で良好な検体を得ることができるように穿刺手技に精通する

② 細胞検査士はあらかじめ患者情報を頭に入れて, 迅速, 正確な検本処理, 染色, 細胞診判定が常にできるように研鑽する

③ 臨床医や消化器内視鏡医は病理・細胞診断に理解を示し, ROSE 時に限らず, 日常的に細胞検査士や病理・細胞診専門医との良好なコミュニケーションをとる

④ 病理・細胞診専門医は臨床のカンファレンスにもできるだけ参加するとともに, 患者負担の軽減のためにも, ROSE の重要性を訴え, 病院執行部にマンパワーの増大を働きかける

今後, EUS-FNA がさらに安全に, そしてさらに発展し, わが国における膵癌の早期診断につながることを祈念している.

廣岡保明

索 引

あ

悪性リンパ腫⋯⋯ 44, 84, 91, 115, 118
圧挫標本⋯⋯⋯⋯⋯⋯⋯⋯⋯⋯ 35
アルブミン製剤⋯⋯⋯⋯⋯⋯⋯⋯ 33

い

異所性膵⋯⋯⋯⋯⋯⋯⋯⋯⋯ 98, 99
胃粘膜下腫瘍⋯⋯⋯⋯⋯ 93, 94, 95
胃粘膜上皮⋯⋯⋯⋯⋯⋯⋯⋯ 39, 51

え

液状検体⋯⋯⋯⋯⋯⋯⋯⋯⋯⋯ 48

お

オンサイト細胞診⋯⋯⋯⋯⋯⋯⋯ 7

か

過形成⋯⋯⋯⋯⋯⋯⋯⋯⋯⋯⋯ 66
過形成性変化⋯⋯⋯⋯⋯⋯⋯⋯ 66
肝臓腫瘍⋯⋯⋯⋯⋯⋯⋯⋯⋯ 101
肝臓転移例 GIST ⋯⋯⋯⋯⋯⋯ 101

く

グロームス腫瘍⋯⋯⋯⋯⋯⋯⋯ 100
クロモグラニン A⋯⋯⋯⋯⋯⋯ 118

け

結核症⋯⋯⋯⋯⋯⋯⋯⋯⋯⋯⋯ 86
結果判定報告⋯⋯⋯⋯⋯⋯⋯⋯ 46
検査前準備⋯⋯⋯⋯⋯⋯⋯⋯⋯ 14

こ

酵素抗体間接法⋯⋯⋯⋯⋯⋯⋯ 114
酵素標識ポリマー法⋯⋯⋯⋯⋯ 114
抗体⋯⋯⋯⋯⋯⋯⋯⋯⋯ 113, 115
後腹膜腫瘍⋯⋯⋯⋯⋯⋯⋯⋯⋯ 102
高分化型 PDAC⋯⋯⋯⋯⋯ 57, 58, 59
混合腫瘍⋯⋯⋯⋯⋯⋯⋯⋯⋯ 119
コンタミネーション⋯⋯⋯⋯⋯ 109
コンベックス型 EUS ⋯⋯⋯⋯⋯ 17
コンベックス型内視鏡⋯⋯⋯⋯1, 17

さ

採取サンプル確認装置⋯⋯⋯⋯⋯ 20
再穿刺⋯⋯⋯⋯⋯⋯⋯⋯⋯⋯⋯ 44
細胞検査士⋯⋯⋯⋯⋯⋯⋯⋯⋯ 8
細胞診⋯⋯⋯⋯⋯⋯⋯⋯⋯⋯ 107
細胞診専門医⋯⋯⋯⋯⋯⋯⋯ 6, 8
細胞診の報告様式⋯⋯⋯⋯⋯⋯ 122
細胞診標本作製⋯⋯⋯⋯⋯⋯⋯ 48
細胞診報告書⋯⋯⋯⋯⋯⋯⋯ 123
細胞病理学⋯⋯⋯⋯⋯⋯⋯⋯⋯ 6
サルコイドーシス⋯⋯⋯⋯⋯⋯ 85

し

自己免疫性膵炎⋯⋯⋯⋯ 63, 64, 111
シナプトフィジン⋯⋯⋯⋯⋯⋯ 118
脂肪腫⋯⋯⋯⋯⋯⋯⋯⋯⋯⋯ 102
縦隔⋯⋯⋯⋯⋯⋯⋯⋯⋯⋯ 24, 85
縦隔リンパ節⋯⋯⋯⋯⋯⋯⋯⋯ 85
充実性偽乳頭状腫瘍⋯⋯⋯⋯⋯ 106
充実性病変⋯⋯⋯⋯⋯⋯⋯⋯ 106
十二指腸鏡⋯⋯⋯⋯⋯⋯⋯⋯⋯ 17

127

十二指腸上皮…………………………… 40
十二指腸粘膜下腫瘍………………… 95
十二指腸粘膜上皮…………………… 40
腫大リンパ節………………………108
出張細胞診……………………………… 7
腫瘤形成性膵炎……………… 67, 68
腫瘤性病変……………………………106
シュワノーマ…………… 87, 96, 97
漿液性囊胞腺腫……………………106
消化管間質腫瘍……… 10, 93, 108
消化管粘膜下………………………… 93
消化管粘膜下腫瘍………………… 21
食道原発腺癌………………… 92, 93
腎癌……………………………………… 83
腎癌膵転移例………………………… 83
神経鞘腫………………… 87, 96, 97
神経内分泌癌………………………… 54
神経内分泌腫瘍……… 50, 81, 106
浸潤性膵管癌……………13, 107, 108
迅速 Papanicolaou 染色……………… 37
迅速ギムザ染色……………………… 37
迅速細胞診…………………………… 20
迅速染色……………………………… 36
迅速標本作製………………………… 34

す

膵液細胞診……………………… 1, 8
膵癌…………………………………… 21
膵管癌………………55, 105, 115
膵管擦過細胞診………………………… 8
膵管上皮……………………………… 52
膵管上皮細胞………………………… 39

膵癌診断………………………………… 1
膵癌取扱い規約……………… 107, 121
膵管内乳頭粘液性腫瘍……… 13, 108
膵腫瘍………………………………… 21
膵上皮性腫瘍………………………108
膵神経内分泌腫瘍…………………… 39
膵腺房細胞…………………………… 38
推定診断………………………………123
膵粘液性囊胞性腫瘍………………… 13
膵囊胞性腫瘍…………………………… 7
膵囊胞性病変………………………… 13
膵領域細胞診の報告様式…………107

せ

赤色検体……………………………… 35
穿刺経路……………………………… 26
穿刺針………………………… 7, 19
穿刺部位……………………………… 34
前処置………………………………… 24
穿刺ルート…………………………… 34
腺・扁平上皮癌……… 76, 77, 78
腺房細胞……………………………… 52
腺房細胞癌………………… 74, 81

そ

臓器特異的マーカー…………………113
組織診の報告様式……………………121
組織診標本作製……………………… 47

た

退形成癌………………… 82, 83
多核巨細胞……………………………110

多発性内分泌腺腫 …………………… 73
胆管原発扁平上皮癌 ………………… 92

ち

チーム医療 ……………………………… 4
超音波内視鏡 …………………………… 1
超音波内視鏡下穿刺吸引 …………… 6, 29
超音波内視鏡下穿刺吸引細胞診 ………… 6
超音波内視鏡下穿刺吸引生検 …………… 6
鎮静 …………………………………… 14
鎮痛 …………………………………… 14

つ

通常型膵管癌 ………………………… 54

て

転移性腫瘍 …………………………… 88

と

トリプシン ………………………… 118

な

内視鏡 ………………………………… 1
内視鏡医 …………………………… 1, 2

に

乳癌 …………………………………… 90

ね

粘液癌 …………………………… 60, 61

の

囊胞性病変 ………………………… 106

は

肺（角化型）扁平上皮癌 …………… 88
肺小細胞癌 …………………………… 89
肺腺癌 ………………………………… 89
肺（非角化型）扁平上皮癌 ………… 88
白色検体 ……………………………… 24
パラガングリオーマ ……………… 80, 81
ハンクス液 …………………………… 33
判定区分 …………………………… 123

ひ

ビメンチン ………………………… 118
標本作製 ……………………………… 33
病理医 ……………………………… 6, 8
病理診断報告書 …………………… 124
病理組織学的分類 ………………… 105

ふ

腹腔内リンパ節 ……………………… 91
フランシーン形状 …………………… 20

へ

平滑筋細胞 …………………………… 51
平滑筋腫 ……………………………… 97
ベッドサイド細胞診 ……………… 4, 7
扁平上皮化生細胞 …………………… 40
扁平上皮癌 ………………………… 101

129

ほ

報告様式 …………………………… 10
ポリクローナル抗体 ………………113

ま

マスピン …………………………… 115

み

未分化型 / 多形型肉腫 …………… 103

め

免疫染色 ………………………… 48, 113
免疫組織化学 …………………… 10, 108

も

モノクローナル抗体 ……………… 113

ら

ラジアル型内視鏡 …………………… 1
ランセット形状 …………………… 20

り

リニア型内視鏡 ……………………… 1
リパーゼ …………………………… 118
臨床情報 …………………………… 34
臨床診断 …………………………… 47
リンパ節 …………………………… 23
リンパ組織 ………………………… 110

A

ACC ……………………… 74, 75, 81
acinar cell carcinoma ……………… 74
ACN ……………………………… 115
AIP …………………… 63, 64, 111
autoimmune pancreatitis ……… 63, 111

B

BCL-10 …………………………… 118

C

CD34 ……………………………… 119
CD45 ……………………………… 118
CD117 ………………………… 10, 108
CK7 ……………………………… 115
CK19 …………………………… 115
CK20 …………………………… 115
c-kit ………………… 10, 108, 119
contamination …………………… 109
cystic lesion …………………… 106
Cyto Quick 染色 ………………… 37

D

DOG1 ………………… 10, 108, 119
door knocking 法 ………………… 22

E

endoscopic ultrasonography ……… 1
endoscopic ultrasound-guided fine needle
　aspiration ……………………… 6, 23
endoscopic ultrasound-guided fine needle
　aspiration biopsy ………………… 6

endoscopic ultrasound-guided fine needle aspiration cytology ······················ 6

EUS ·· 1

EUS-FNA ·················· 1, 6, 13, 15, 29

EUS-FNAB ······························ 6

EUS-FNAC ······························ 6

EUS-FNA の禁忌 ······················ 13

EUS-FNA の適応 ······················ 13

F

fanning technique ······················ 21

G

gastrointestinal stromal tumor ···········
························· 10, 93, 108

GIST ·································
··· 10, 21, 93, 94, 95, 108, 115, 119

I

IgG4 関連 AIP ···················· 64, 65

intraductal papillary mucinous neoplasm
··························· 13, 105

IPMN ······················ 13, 105

IPMN/PanIN ··············· 115, 119

IPMN 由来の腫瘍 ······················ 62

IPNB/BilIN ··············· 115, 119

K

Ki-67 ····················· 118, 119

L

lipoma ······························ 102

M

MCN ····················· 13, 115, 119

MUC1 ······························ 115

MUC2 ······························ 115

MUC5AC ······························ 115

mucinous cystic neoplasm ······ 13, 119

multiple endocrine neoplasm ··········· 73

N

NEC ······························ 54

NENs ······················ 115, 118

NET ··· 43, 54, 69, 70, 71, 72, 73, 81

neuroendocrine carcinoma ············· 54

O

On-site cytology ·················· 4, 29

P

p53 蛋白 ······························ 115

pancreatic NET ······················ 69

PDAC ··········· 41, 42, 54, 55, 56, 68

R

rapid on-site evaluation ··· 4, 7, 25, 29

ROSE ···················· 4, 7, 25, 29, 47

S

SAB 法 ······························ 114

Shorr 染色 ······························ 37

SMT ······························ 21

solid lesion ······························ 106

solid-pseudopapillary neoplasm ············
··························· 54, 79, 106

SPN··········54, 79, 81, 106, 115, 118

streptavidin-biotinylated peroxidase

　complex ·····························114

U

Ultra-fast Papanicolaou 染色 ············ 37

undifferentiated/unclassified pleomorphic

　sarcoma ·····························103